ABNEHMEN
MIT
PIERRE PALLARDY

ABNEHMEN

MIT
PIERRE PALLARDY

Eine revolutionäre
Schlankheitsmethode

Die Atmung ist der Hauch der Seele.

Der Bauch ist das Zentrum des Lebens.

Titel der französischen Originalausgabe:
Maigrir avec Pierre Pallardy

© 1997 by Editions Michel Lafon, Paris
© 1998 by Reuille Verlag, Nyon,
für die deutsche Version

ISBN 2-88181-106-X
Code: LA98A

EINLEITUNG

Die Schlüssel zum Abnehmen habe ich rein zufällig entdeckt.

Über dreißig Jahre lang gaben sich in meiner Praxis Männer, Frauen und Kinder mit den unterschiedlichsten Beschwerden die Klinke in die Hand: ausgeprägte Müdigkeit, Rückenschmerzen, Depressionen, Schlaflosigkeit, Kreislaufstörungen, Atembeschwerden, Allergien usw. Dies ist nur eine unvollständige Liste funktioneller Störungen.

Ich beseitigte und heilte die meisten dieser Beschwerden.

Viele meiner Patienten dankten mir und erklärten:

– Ich habe nicht nur keine Rückenschmerzen mehr und kann wieder schlafen [oder: ich bin nicht mehr müde und meine Allergie ist verschwunden] – zu meiner großen Überraschung habe ich auch zwei, drei oder vier (manchmal sogar noch mehr) Kilo abgenommen. Ohne meine Ernährungsgewohnheiten zu ändern ...

Da hatte ich eine Eingebung.

Meine Methode, die auf der Entspannung mit ihrer harmonisierenden Wirkung für Geist und Körper beruht, besaß weitreichendere Auswirkungen, als ich angenommen hatte. Sie konnte die meisten funktionellen Störungen endgültig heilen und die Patienten nötigenfalls zugleich abnehmen lassen.

Ich dachte nach. Da alle meine Patienten im Laufe der Behandlung abgenommen hatten, mußten doch diejenigen, die nur einige Pfunde verlieren wollten und nicht unter funktionellen Beschwerden litten, ebenfalls und sogar noch schneller abnehmen. Ich entwickelte also die Methode, die ich Ihnen in diesem Buch darlegen werde. Sie werden feststellen, daß sie sich von allen anderen grundlegend unterscheidet.

Seit meiner Kindheit auf dem Land weiß ich, daß der, oder besser gesagt *die* Schlüssel zum Abnehmen nicht in der Art der Nahrungsmittel liegen, die man zu sich nimmt. Man kann abnehmen, ohne sich bei Tisch zu disziplinieren, ohne sich zurückzuhalten, und dabei weiter das essen, was einem schmeckt. Wie ich bereits in meinem Buch *Le Cri du cœur* erläuterte, habe ich in ganz jungen Jahren auf Bauernhöfen gearbeitet. Das Leben war hart, Männer und Frauen aßen viel – und nahmen nicht zu. Wenn die Arbeit körperlich weniger anstrengend war, aßen sie weniger, nahmen dabei aber nicht ab.

Ich habe in meinem tiefsten Inneren die Erinnerung an Menschen bewahrt, die instinktiv Anstrengung und Nahrungsaufnahme zu harmonisieren wußten und einen tiefen Respekt vor der Nahrung hatten, die sie zu sich nahmen. Sie nahmen sich die Zeit, sich hinzusetzen, und verweilten auch am Tisch, weil ihnen bewußt war, daß dieses Verweilen dazu bestimmt war, wieder neue Kraft zu schöpfen. Sie atmeten die Düfte aus der Küche ein, diskutierten über den Geschmack, die Qualität der einfachen Gerichte. Sie sagten zu mir: »Iß nicht zu schnell, sonst bekommst du Bauchschmerzen und kannst nicht mehr arbeiten!« Damals gab es auf dem Land praktisch keine dicken Menschen.

Im Grunde wußte ich es schon immer: Um abzunehmen, ist es wichtig, weiterhin das zu essen, was einem schmeckt. Das Geheimnis liegt viel mehr darin, *wie* man ißt. Darum werde ich mich darauf beschränken, einige Ihrer Gewohnheiten zu ändern und Ihnen bestimmte Gleichgewichte in der Nahrungsaufnahme bewußt zu machen, die unser modernes Leben durcheinandergebracht hat. Und ich werde die Funktionen Ihres Herzens und Ihres Verdauungsapparats stärken.

Verstehen Sie mich richtig. Ich nehme Ihre Gewichtsprobleme sehr ernst, denn ich weiß aus Erfahrung, zu welcher Verzweiflung, Schwermut und Angst Übergewicht führen kann. Das heutige Schlankheitsideal, das mit einer absurden Vorstellung von Eleganz verbunden ist, löst bei vielen Menschen Unbehagen, ja mitunter sogar Schuldgefühle aus. Wer hat noch nicht von Jugendlichen gehört, bei denen die Angst vor dem Dickwerden zu Magersucht geführt hat, von Mannequins, die sich fast zu Tode hungerten, weil sie einige überschüssige Pfunde loswerden wollten (und dabei nicht wußten oder nicht wissen wollten, daß genau diese Pfunde eine unentbehrliche und natürliche, keineswegs jedoch unästhetische Reserve darstellen)?

Eine vielversprechende Diät folgt auf die andere und wird in der Presse gefeiert. Sie alle versprechen Wunder. Einige scheinen wirklich Wunder bewirken zu können – nur für wie lange? Man kann abnehmen, indem man sich eine mehr oder weniger strikte, mehr oder weniger komplizierte Diät auferlegt. Viele meiner Patienten haben ihr Glück damit versucht. Viele haben auf halbem Weg aufgegeben, psychisch verstört, physisch ausgelaugt. Fast alle haben die abgenommenen Pfunde mehr oder weniger schnell wieder zugenommen. So resignierten sie und dachten: Ich werde das niemals schaffen.

Zu Beginn zweifelte ich selbst an meiner Methode zum Abnehmen. Sie schien mir zu einfach und zu offensichtlich. Schließlich hatte ich bei Professor Creff vom Krankenhaus Saint-Michel in Paris eine Ausbildung zum Ernährungsberater gemacht. Während meiner Studien mußte ich der Ernährung entgegen meiner Intuition eine zentrale Rolle zuweisen. Dadurch kam ich mit mir selbst in Konflikt. Ich hatte mich mit den Umwandlungs- und Verdauungsvorgängen von Proteinen, Kohlenhydraten, Fetten, Ballaststoffen usw. zu beschäftigen. Man brachte mir bei, daß nur ein Weg zur Lösung von Gewichtsproblemen führe: Mit den genannten Bestandteilen unserer Ernährung zu jonglieren, sie aus dem Speiseplan zu streichen, voneinander zu trennen oder ihre Anteile zu verändern. (Denken Sie nur an die Diäten von Scarsdale, Atkins, Montignac, die der Mayo-Klinik, der Weight Watchers usw. Und an alles, was man uns über Kalorien erzählt hat, über gute und schlechte Kohlenhydrate usw.)

Ich stellte jedoch fest, daß all dies nicht zum Erfolg führte und meine Ausbildung mich auf eine falsche Fährte geführt hatte.

Ich verurteile Diäten nicht. In jeder von ihnen steckt ein Körnchen Wahrheit. Aber allein die Tatsache, daß sie so sehr einem Modetrend unterworfen sind, beweist, daß keine wirklich zufriedenstellt. Manchmal gelingt es, ein paar Pfunde abzunehmen. Dann aber nimmt man sie mehr oder weniger schnell wieder zu, wobei oft noch eine diätbedingte Erschöpfung hinzukommt. **Das Geheimnis des Abnehmens liegt nicht in unseren Nahrungsmitteln als solche, sondern im Gleichgewicht von Körper und Geist, in der wiedergefundenen Entspannung; es liegt also mehr darin, *wie* wir essen, als darin, *was* wir essen.**

Manche Ernährungswissenschaftler oder Diätetiker waren sich dieser Tatsache schon seit längerem bewußt. Professor Trémolières schrieb bereits vor fünfzig Jahren: »Die Menschen würden weit weniger zunehmen, wenn sie langsamer und in familiärer oder gastlicher Atmosphäre äßen, so wie es unsere Eltern zu tun pflegten. Auch sollten sie sich die Zeit nehmen, bewußt zu essen.« Und Professor Creff empfahl Menschen, die abnehmen wollten, eine wöchentliche Sitzung der Entspannung durch Sophrologie. Das genügt heute aber nicht mehr, denn es gibt zu viele Streßfaktoren, zu viele Gründe, mit sich und dem Leben unzufrieden zu sein. Im folgenden werden Sie mein Entspannungsprogramm kennenlernen – Sie werden sehen, wie leicht es anzuwenden ist.

*
* *

Meine Entdeckung erschien mich verblüffend einfach, zugleich aber verwirrte sie mich sehr. Ich mußte Vorstellungen aufgeben, die für mich dogmatische Kraft besessen hatten. Es galt, Gewichtsprobleme unter einem anderen, neuen Blickwinkel zu betrachten. Ich zögerte.

Ich wollte meine Erkenntnisse nicht nur bestätigt wissen, sondern auch eine wirksame, konkrete und ungefährliche Methode vorlegen, die zu dauerhaften Ergebnissen führt. Ich bin von der Entspannung ausgegangen. Diese ermöglicht es, das Nervensystem ins Gleichgewicht zu bringen, das zentrale und vegetative Nervensystem zu harmonisieren, das Herz-Kreislaufsystem zu stärken und die Verdauungsfunktionen (Nährstoffverwertung und Ausscheidung) zu regulieren. Und so bin ich heute in der Lage, Ihnen eine Methode zum Abnehmen vorzulegen, die unmöglich scheitern kann.

Die Übungen im ersten Kapitel sind die Basis für das Erlangen (oder Wiedererlangen) der Entspannung, auf der meine Methode beruht. Diese Atemübungen sind der erste Schlüssel. Sie werden über ihre Wirkungen sehr verblüfft sein. Ihre Nerven, Ihr Herz und Ihr Kreislauf werden daraus ein neues Gleichgewicht, eine bessere Harmonie, neue Kräfte schöpfen. Diese Atmung wird auch Magen- und Darmprobleme beseitigen, die für Sie vielleicht gar nicht offensichtlich waren.

Eine grundlegende Voraussetzung für das Abnehmen ist die Regulierung Ihrer Verdauungsfunktionen. Seit ich funktionelle Beschwerden behandle, konnte ich mich immer wieder von der vorrangigen Rolle des Verdauungsapparats für die Harmonie von Körper und Geist überzeugen. Über welche Beschwerden der Patient auch klagt, ich beginne immer mit der Untersuchung seines Bauches. Schmerzende Stellen zeigen mir Funktionsstörungen an; und fast immer stelle ich eine Vergiftung, ein Ungleichgewicht fest, die zu einer übermäßigen Gärung, einer Entzündung des Dickdarms oder einer chronischen Verstopfung geführt haben. In sehr vielen Fällen diagnostiziere ich eine Dickdarmerkrankung mit gereizter, entzündeter Schleimhaut.

Durch die Regulierung der Verdauungsfunktionen habe ich bereits die verschiedensten funktionellen Beschwerden geheilt – Rückenschmerzen, Schlaflosigkeit, Depressionen usw. Und auch hier war mein Ausgangspunkt wieder die Entspannung. Dieselbe Entspannung, durch die ich bei meinen Patienten geradezu unfreiwillig diese Gewichtsreduktionen herbeigeführt hatte, die mich zum Nachdenken veranlaßten.

Diese Übungen – tiefes und in regelmäßigen Abständen wiederholtes Ein- und Ausatmen – führen zu

Entspannung. Sie stellen den ersten, fundamentalen Schlüssel meiner Methode dar.

Der zweite Schlüssel, *Ändern Sie Ihr Verhalten*, eröffnet Ihnen eine neue Betrachtungsweise der Art der Nahrungsaufnahme. Er ist leicht anzuwenden.

Der dritte Schlüssel, *Machen Sie sich bewußt, was Sie essen*, hilft Ihnen dabei, Ihre Ernährung ins Gleichgewicht zu bringen. Sie werden sich der grundlegenden Fehler bewußt, die Sie täglich unbewußt begehen (zum Beispiel das Trinken von Obstsäften, Kaffee oder Tee auf nüchternen Magen).

Der vierte Schlüssel, *Dank richtiger Ernährung zu einer schlanken Linie*, ermöglicht es Ihnen, schlank zu werden, ohne dabei die Freude am Essen zu verlieren – und ohne sich jemals wieder schuldig zu fühlen.

Mit diesen ersten vier Schlüsseln garantiere ich Ihnen innerhalb von drei bis vier Wochen einen beachtlichen Gewichtsverlust (drei bis vier Kilo). Aber ich möchte auch, und das ist von grundlegender Bedeutung, daß Sie Ihr Idealgewicht danach halten können.

Dafür lege ich Ihnen die drei letzten Schlüssel meiner Methode besonders ans Herz. Diese sind eine Art Versicherung gegen eine erneute Gewichtszunahme.

Der fünfte und sechste Schlüssel, *Stärken Sie Ihr Herz* und *Kräftigen Sie Ihre Bauchmuskulatur*, enthalten sowohl Tips zu Ausdauersportarten als auch gymnastische Übungen.

Der siebente Schlüssel trägt die Überschrift: *Meine Methode für immer*. Darin habe ich mit meiner Frau Florence Ratschläge für den Einkauf und Kochtips für Sie zusammengestellt, mit denen Sie gut essen und nicht zunehmen werden. Außerdem enthält dieser Schlüssel meinen Nahrungsmittelführer, einen dreiwöchigen Ernährungsplan nach dem Motto »Ausgeglichenheit – Wohlgefühl – Freude« sowie die dazugehörigen Rezepte.

Meine Methode ist ein sanftes Programm, das in mehreren Schritten durchgeführt wird und sich über einen mehr oder weniger langen Zeitraum erstreckt. Ich empfehle Ihnen, während des Programms Zwischenbilanzen zu ziehen. Damit können Sie anhand der abgenommenen Pfunde den zurückgelegten Weg bewerten und sich auf den nächsten Schritt vorbereiten. Sie werden nicht nur abnehmen, ohne sich einschränken zu müssen, Sie werden sich körperlich und geistig wohler fühlen und besser gegen die Schwierigkeiten des Lebens gewappnet sein. Sie werden sich auf dem Weg zu Ihrem persönlichen Glück befinden.

Meine sieben Schlüssel werden Sie abnehmen lassen, doch ich weiß aus Erfahrung, daß es damit nicht getan ist. Sie haben einen achten Schlüssel. Er wird einen in Ihrem Inneren verborgenen Bereich öffnen. Dort befinden sich ungeahnte Reichtümer, das Geheimnis Ihres ureigensten Ich. Abnehmen bedeutet nicht nur Gewichtsreduktion, eine funktionelle Störung zu beheben bedeutet nicht nur heilen. Für mich liegt darin immer ein Weg, das Gleichgewicht und die Harmonie zwischen Körper und Geist zu entdecken, wiederzufinden oder zu festigen – ein Weg zur Befreiung seiner Seele. Jeder Atemzug nach meiner Methode ist wie ein Gebet, die Gelegenheit, mit dem Einatmen positive, bereichernde Gedanken und Schwingungen aufzunehmen und mit dem Ausatmen Streß, zerstörerische Einflüsse und negative Gedanken zu vertreiben. Kurz, die Möglichkeit, seine Seele zu bereichern.

Pierre Pallardy

Wappnen Sie sich gegen den Streß

- *Abnehmen durch »Atmung – Entspannung – Wohlgefühl«*
- *Die Anwendung meiner Entspannungsatmung*
- *Die wohltuende Wirkung des Zwerchfells*
- *Meine Atemübungen als Helfer in schwierigen Situationen*
- *Die Reaktionen des Körpers auf Streß*

Wappnen Sie sich gegen den Streß

Abnehmen durch
»Atmung – Entspannung – Wohlgefühl«

Meine Methode zum Abnehmen beruht vor allem auf Entspannung. Wir werden später über einige Änderungen in Ihren Ernährungsgewohnheiten sowie über einfache körperliche Übungen sprechen, mit deren Hilfe Sie Ihr Idealgewicht – Ihr Wohlfühlgewicht – definitiv halten können.

Aber beginnen wir am Anfang. Die Entspannung wird es Ihnen ermöglichen, Ihr Nervensystem ins Gleichgewicht zu bringen, die Funktionen Ihres Verdauungsapparats zu stärken und die »Leistung« Ihrer Drüsen und Ihres Herz-Kreislaufsystems zu verbessern. Wenn Sie entspannt sind, haben Sie Ihre Emotionen besser unter Kontrolle und können die unvermeidlichen Streßsituationen des täglichen Lebens besser bewältigen. Müdigkeit, Niedergeschlagenheit, Reizbarkeit, Anwandlungen von Beklemmungen, Angst oder Erregung verschwinden. Sie fühlen sich wohler in Ihrer Haut.

Und sehr schnell, binnen weniger als einer Woche, werden Sie die ersten Pfunde verlieren. Das garantiere ich Ihnen.

Ich werde Ihnen den Schlüssel zu dieser entscheidenden, unentbehrlichen Entspannung geben – den ersten meiner sieben Schlüssel zum Abnehmen: die Entspannungsatmung.

Wenn Sie ungefähr zehnmal täglich einige Sekunden lang entsprechend meinen Ratschlägen atmen, werden Sie sich sehr schnell dem Zustand der Entspannung nähern, der den Ausgangspunkt und die Grundlage meiner Methode bildet. Sehr schnell, fast sofort, werden Sie die Wirkung dieser einfachen Atemübungen spüren. Und Sie werden überrascht sein.

Bevor ich sie Ihnen beschreibe, lassen Sie mich Ihnen erklären, wie ich ihre Bedeutung und Wirksamkeit entdeckt habe.

Es ist allgemein bekannt, daß die Atmung die Sauerstoffversorgung der Zellen ermöglicht und den Blutkreislauf sowie die Verbrennung der im Organismus enthaltenen Säuren fördert. Man kann nicht leben, ohne zu atmen.

Jeder atmet. Doch nur die wenigsten wissen richtig zu atmen. Man begnügt sich damit, aus einem Überlebensreflex heraus Luft in die Lunge zu pumpen. Man atmet, weil man nicht anders kann, um nicht zu ersticken und Gifte auszuscheiden. Aufregung, Streß oder Schmerz steigern den Atemrhythmus. Im Schlaf verlangsamt er sich. Ich möchte Sie ganz am Rand darauf hinweisen, daß sich die Atmung von Männern und Frauen unterscheidet. Die Frau hat eher eine Brustatmung, der Mann eine Zwerchfell- oder Bauchatmung. Bei Streß, Angst oder Aufregung reagieren Mann und Frau jedoch gleich: die Atmung beschleunigt sich und erfolgt über den oberen Teil der Lunge.

Die Atmung, die uns nur bewußt wird, wenn wir erkranken oder nach einer besonderen Anstrengung »außer Atem« sind, stellt den Rhythmus unseres Lebens dar. Während Sie diesen kurzen Absatz lesen, haben Sie – ohne daran zu denken – mehrmals ein- und ausgeatmet.

Das Einatmen dauert in der Regel etwas länger als eine Sekunde; das Ausatmen ebenfalls. Sie atmen ungefähr zwanzigmal pro Minute ein und aus, also circa 1 200 Mal pro Stunde und 15 000 Mal binnen 24 Stunden, wenn man den verlangsamten Atemrhythmus während des Schlafs berücksichtigt. Das macht 450 000 Mal im Monat und ungefähr 50 Millionen Mal in einem Jahr. Ich denke, daß diese Zahlen vor zwanzig oder dreißig Jahren niedriger lagen. Der Streß des modernen Lebens, die vermehrten Aufregungen, unsere sitzende Lebensweise, Schlaflosigkeit oder Schlafstörungen sind für die Beschleunigung des Atemrhythmus verantwortlich.

Indem wir immer schneller atmen, atmen wir immer schlechter. Genau das will ich Ihnen hiermit vor Augen halten. Sie nutzen nur einen kleinen Teil des Potentials Ihrer Lunge und Bronchien. Indem Sie zu hastig, zu nervös atmen, versorgen Sie Ihre Lungenbläschen unzureichend. Ihr venöses Blut erhält zu wenig Sauerstoff und verläßt die Lunge voller Giftstoffe, die sich im Bindegewebe festsetzen. Durch diese unvollständige, übereilte, unzureichende Atmung öffnen Sie verschiedenen Krankheiten Tür und Tor: Erschöpfung des Herzens, Unwohlsein, Wirbelverschiebungen, Darm-, Drüsen- und hormonelle Beschwerden.

Und Gewichtszunahme.

Denken wir einen Moment nach. Zunächst über das Einatmen. Der in den Organen, Drüsen, Arterien sowie den Zellen in ihrer Gesamtheit verteilte Sauerstoff führt zu einer Erweiterung der Gefäße. Der Brustkorb öffnet sich, das Zwerchfell senkt sich (siehe Seite 27) und stimuliert die Nervengeflechte (siehe Seite 190).

Was geschieht, wenn man länger als anderthalb Sekunden einatmet? Zunächst wird die Atmung, die normalerweise automatisch abläuft, zu einem bewußten Vorgang. Man spürt, daß man atmet. Versuchen Sie es. Wenn es Ihnen gelingt, das Einatmen auf drei Sekunden auszudehnen, empfinden Sie ein Gefühl der psychischen Entspannung. Das verlängerte Einatmen entspannt das Nervensystem, indem es den Hypothalamus, eine an der Hirnbasis gelegene Drüse, dazu veranlaßt, über die Hypophyse, eine andere Drüse, Endorphine (auch Glückshormone genannt) auszuschütten.

Wenn ich in meiner Praxis Patienten behandle, ist die Entspannung, die ich ihnen verschaffe, die direkte Folge der Ausschüttung von Endorphinen, diesen besonderen Hormonen, die in allen angenehmen Momenten des Lebens zum Einsatz kommen: Wenn man Liebe oder Zärtlichkeit gibt oder empfängt, wenn man sich in

Harmonie mit sich selbst und anderen fühlt, träumt, Sport treibt, eine gute Mahlzeit genießt, selbst beim Atmen, bei jeder flüchtigen Berührung des Glücks werden diese Hormone aktiviert.

Es ist so einfach. Ein um 1,5 Sekunden verlängertes Einatmen, und außergewöhnliche Glückshormone verbreiten sich im Organismus. Dieses Phänomen ist in der Medizin noch unzureichend erforscht. Aber es ist gelungen, diese Hormone zu isolieren, und momentan arbeitet man in den Vereinigten Staaten daran, sie synthetisch herzustellen. Dies bedeutet sicherlich eine »Glückspille«, ein Euphorikum mehr auf dem Markt. Ich bin strikt gegen die Einnahme derartiger Medikamente. Um so mehr halte ich von dem Glücksgefühl, das diese natürlichen Hormone bei tiefem Einatmen verursachen. Sie ermöglichen eine bessere Widerstandskraft gegenüber Aggressionen und Streß; sie bilden einen regelrechten Schutzwall zwischen uns und der Außenwelt.

Das verlängerte und bewußte Einatmen hat noch andere positive Wirkungen. Es löst blockierte Gelenke der Wirbelsäule und des Brustkorbs.

Die befreiten Nerven können ihre Rolle als Übermittler von Reizen vollständig wahrnehmen, so daß die Funktionen der vitalen Systeme, Organe und Drüsen verbessert werden. Es ist bekannt, daß jeder Wirbel einem System, einem Organ oder einer Drüse entspricht. Jede Blockierung eines Wirbels führt zu einer funktionellen Störung (siehe Seite 171). Das tiefe Einatmen beseitigt Blockaden der Wirbel und befreit nicht nur die Gelenke, sondern auch die beidseitig der Wirbelsäule verlaufenden Muskeln, die Stützen der Wirbelsäule. Ist zum Beispiel der siebte Brustwirbel blockiert oder einem Druck durch den sechsten Brustwirbel ausgesetzt, so führt dies zu schweren Funktionsstörungen der Bauchspeicheldrüse und des Zwölffingerdarms, die Magenschleimhautentzündungen oder Magengeschwüre verursachen können.

Auch das verlängerte Ausatmen hat bemerkenswerte Folgen. Ich bin zu dem Schluß gelangt, daß dies von großer Bedeutung ist. Ist das Ausatmen der mit Giftstoffen belasteten Luft durch Nase oder Mund nicht die Basis aller orientalischen Disziplinen wie Yoga oder der Kampfsportarten?

Im Gegensatz zum Einatmen bewirkt das Ausatmen eine Verengung der Gefäße von Organen, Muskeln und Drüsen. **Das verlängerte Ausatmen von fünf bis sieben Sekunden führt also zu einer richtiggehenden Entschlackung des Organismus bis in das Bindegewebe, in dem die Fettreserven gespeichert sind.** Man entledigt sich des im Blut enthaltenen überflüssigen Zuckers und schädlichen Cholesterins. Der Organismus wird dazu angeregt, die überschüssigen Fette abzubauen.

Jedes verlängertes Ausatmen hat also seinen Anteil am Prozeß des Abnehmens.

Sie werden auch feststellen, daß das verlängerte Ausatmen eine richtiggehende Tiefenmassage des Bauches darstellt.

Ich wiederhole es noch einmal: In den vielen Jahren der Praxis war ich immer wieder darüber überrascht, welche Bedeutung dem Verdauungssystem bei funktionellen Störungen zukommt. Ungeachtet der Art der Beschwerden meiner Patienten beginne ich stets mit dem Abtasten ihres Bauches (was Ernährungswissenschaftler und Diätetiker zu meinem großen Erstaunen niemals tun, bevor sie eine Diät verordnen).

Durch dieses Abtasten entdecke ich fast immer eine Funktionsstörung des vegetativen Nervensystems (siehe Seite 48). Meistens kann ich diese durch manuelle Behandlung beheben. Als sofortige Folge verschwinden fast immer auch psychische Probleme wie unbegründetes Hungergefühl, Müdigkeit, Niedergeschlagenheit, Beklemmungen usw. Man darf nicht vergessen, daß das Verdauungssystem alle Zellen, auch die des Gehirns, mit Nahrung versorgt. (Ich bezeichne den Verdauungsapparat als »zweites Gehirn«.)

Ein mit Nährstoffen und Sauerstoff ausreichend versorgtes Gehirn kann besser auf Streß, Aufregungen und Angst reagieren und Ihren Willen, abzunehmen, stärken.

Für mich ist ein gesundes Verdauungssystem die Voraussetzung für ein gut funktionierendes Gehirn. Wenn ich Patienten behandle, die seit Jahren unter Melancholie, Depressionen usw. leiden, bin ich immer wieder überrascht, daß sich niemals jemand für ihren Verdauungsapparat interessiert hat. Im Gegenteil, dieser wurde durch zahllose auf das Gehirn einwirkende Medikamente und Drogen in seiner Funktion zusätzlich beeinträchtigt und gestört.

Meine Entspannungsatmung stärkt also alle Systeme, insbesondere das Herz-Kreislauf- und neuromuskuläre System, sowie die Drüsen und Organe (Leber, Bauchspeicheldrüse, Milz, Nieren, Lunge usw.).

Fassen wir zusammen: Durch bewußtes Atmen, durch die kaum merkliche Änderung der Atmung mit Hilfe einiger einfacher, aber regelmäßig durchgeführter Übungen werden Sie Ihr Nervensystem stärken und Ihre Widerstandskraft gegenüber Streß und Ärger steigern.

Sie werden lernen, Ihre Gefühle zu beherrschen sowie Körper und Geist in Einklang zu bringen und stark zu machen. Ihr Hypothalamus, Ihre Hypophyse, Ihre Drüsen im allgemeinen sowie Ihr Immunsystem werden besser mit Sauerstoff und Nährstoffen versorgt und können somit ihre Aufgaben leichter erfüllen. Sie werden besser geschützt und stärker gewappnet sein, um Belastungen standzuhalten. Verdauung, Nährstoffverwertung und Ausscheidung werden verbessert, da sie sich in direkter Abhängigkeit vom vegetativen Nervensystem befinden. Körper und Geist werden die verwertbaren Bestandteile der Nahrung (Vitamine, Mineralstoffe, Spurenelemente) besser nutzen können.

Das ist aber noch nicht alles.

Der zusätzlich aufgenommene Sauerstoff wird sich in Ihrem Körper ausbreiten und die Übermittlung der vom Rückenmark ausgehenden Nervenreize verbessern. Er wird sich sehr positiv auf die Nervengeflechte auswirken, die für den Empfang und die Weiterleitung der Nervenreize zuständig sind und sich über die durch die chinesische Medizin dargestellten Meridiane vom Hals bis zu Solarplexus und Bauch verteilen. Heute sind die Nervengeflechte bekannt, die mit dem Angstgefühl, dem Herz, der Lunge usw. verbunden sind. Die Nervengeflechte werden mit voller Leistung arbeiten, ihre ausgleichende Aufgabe vollständig erfüllen und so eine physische und psychische Entspannung herbeiführen.

Bei regelmäßiger Anwendung garantiert meine Entspannungsatmung die optimale Gesundheit all Ihrer Systeme, Drüsen und Organe sowie eine sichere Gewichtsabnahme bis hin zu Ihrem Idealgewicht, das Sie dann Ihr Leben lang halten werden.

Die Anwendung
meiner Entspannungsatmung

Wichtig ist vor allem, daß sie sich reibungslos dem täglichen Leben anpaßt.

Man kann sie stehend, sitzend, liegend, im Gehen oder beim Autofahren durchführen. Sie können sie an einem öffentlichen Ort, im Büro oder im Betrieb praktizieren, ohne daß das irgend jemand in Ihrer Umgebung zu irgendeinem Zeitpunkt bemerkt: zwischen zwei Gesprächen, vor oder nach einer Anstrengung, zu Beginn oder am Ende einer Mahlzeit usw.

Sehr wichtig: Meine Entspannungsatmung hat nichts mit gewöhnlicher Atemgymnastik zu tun. Sie ist spiritueller und hat mehr mit einem Gebet als mit programmierter Bewegung zu tun. Machen Sie Ihren Kopf durch eine besondere Konzentration frei. Stellen Sie sich vor, Sie befinden sich in einer angenehmen Umgebung, erfüllen Sie Ihre Gedanken mit positiven Gefühlen. Entspannen Sie Ihren Körper, und schließen Sie wenn möglich die Augen. Lockern Sie Ihre Schultern, halten Sie den Rücken gerade, und kreuzen Sie beim Sitzen nicht die Beine. Das Einatmen führt einen Zustand tiefer Entspannung herbei, aus der neue Energien entstehen werden.

Das Einatmen

Atmen Sie ganz langsam und kontinuierlich durch die Nase ein, ohne die Nasenlöcher zusammenzuziehen, ohne das Gesicht zu verziehen und ohne mit der Nase ein Geräusch zu erzeugen; zählen Sie bis fünf (fünf Sekunden).

Machen Sie mit dem Kopf keine ruckartigen Bewegungen nach hinten, spannen Sie die Nackenmuskeln nicht an, und ziehen Sie die Schultern nicht hoch.

Weiten Sie zunächst den Bauch, indem Sie ihn nach vorne schieben, öffnen Sie dann Ihren Brustkorb so weit wie möglich, so daß das Zwerchfell sich zusammenziehen und seine Bewegung vollständig ausführen kann.

Nach fünf Sekunden, auf dem Höhepunkt des Einatmens, drehen Sie Ihren Kopf von links nach rechts. Ihre Nacken- und Schultermuskeln müssen locker und entspannt bleiben.

Pause: Halten Sie den Atem ein bis zwei Sekunden lang an.

Das Ausatmen

Atmen Sie durch die Nase oder den leicht geöffneten Mund aus, und zählen Sie dabei langsam bis fünf, sechs oder sieben. Das Ausatmen umfaßt zwei Phasen. Zunächst atmen Sie drei Sekunden lang sehr langsam und ohne Muskelanspannung aus. Dann, während Sie kontinuierlich weiter ausatmen, ziehen Sie den Bauch so weit wie möglich ein. Dabei wird Druck auf das Zwerchfell ausgeübt, und es wölbt sich nach oben. Machen Sie einen leichten Rundrücken, indem Sie das Genick beugen und das Kinn auf die Brust fallenlassen. Pressen Sie dann möglichst die gesamte Luft aus Ihrer Lunge.

Dieses tiefe Ausatmen vertreibt Streß, Ängste, Schuldgefühle und alle negativen Gedanken, die auf Sie einstürzen. Es kräftigt den Organismus, beseitigt Übersäuerung und funktionelle Störungen, fördert die Ausscheidung sowie den Prozeß der Gewichtsabnahme und öffnet die Tore zu einer spirituelleren Welt.

Die wohltuende Wirkung des Zwerchfells

Die tatsächliche Regulierung unserer Atmung erfolgt durch einen sehr mächtigen Muskel, der zwischen Brustkorb und Bauchraum, unterhalb des Herzens und oberhalb der Verdauungsorgane liegt: das Zwerchfell.

Das Zwerchfell ist ständig in Aktion: es senkt sich beim Einatmen und hebt sich beim Ausatmen. Von seinem einwandfreien Funktionieren hängen Qualität und Tiefe unserer Atmung ab. Es massiert die Verdauungsorgane auf natürliche Weise, stimuliert Leber, Bauchspeicheldrüse, Milz, Gedärme und fördert so die Verdauung. Durch seine regelmäßigen und gleichbleibenden Bewegungen beeinflußt das Zwerchfell auch den Kreislauf und das neuromuskuläre System: Alle Nervengeflechte, auch das Sonnengeflecht, profitieren von seiner entspannenden Tätigkeit.

Diese positive Arbeit des Zwerchfells kann in Sekundenbruchteilen durch eine heftige, atemraubende Gefühlsregung, Streß, Nervosität, Angst oder Beklemmung gestört werden. Auch eine schlechte Verdauung, eine Magenverstimmung usw. können den Arbeitsablauf des Zwerchfells blockieren oder verkürzen.

Meine Entspannungsatmung garantiert bei regelmäßiger Anwendung ein einwandfreies Funktionieren des Zwerchfells.

Wenden Sie diese Entspannungsatmung zehn- bis zwölfmal täglich an, also ungefähr einmal pro Stunde, unabhängig davon, in welcher Situation Sie sich gerade befinden. Atmen Sie fünfmal fünf Sekunden lang ein und fünfmal fünf bis sieben Sekunden lang aus, wobei Sie dazwischen eine Pause von ungefähr zwei Sekunden einlegen.

Es ist möglich und sogar wahrscheinlich, daß Sie in den ersten Tagen Schwierigkeiten haben werden, diesen Rhythmus einzuhalten. Das wird insbesondere dann der Fall sein, wenn Sie es nicht gewohnt sind, Ihre Atemkapazität zu trainieren (sportlichen Menschen wird es wesentlich leichter fallen).

Schließlich entspricht meine Entspannungsatmung, je nach Gewicht, Alter und Ermüdungszustand, einem Fußmarsch von acht bis zwölf Kilometern, einer oder anderthalb Stunden Radfahren oder mindestens zwanzig Minuten Schwimmen täglich. Das sagt alles über ihre Wirksamkeit aus.

Meine Methode wird Ihr Herz-Kreislaufsystem sowie Ihre Muskeln und Gelenke stärken – ohne die negativen Folgen, die eine sportliche Aktivität manchmal hervorruft, besonders wenn sie unter ungünstigen Umständen ausgeübt wird: Krämpfe, Muskelkater, Gelenkschmerzen, totale Erschöpfung, die das Herz gefährdet, usw.

Meine Methode bietet Ihnen alle Vorteile des Sports, ohne jedes Risiko. Doch sie bietet Ihnen keinen Vorwand, sich zu drücken. Aber gerade so werden Sie optimal auf die Sportarten vorbereitet, die Ihnen Spaß machen: Skilaufen, Radfahren, Golf usw.

Bei einigen meiner Patienten habe ich in den ersten Tagen ziemlich heftige Reaktionen beobachtet. Genau so, als hätten sie ohne jede Vorbereitung eine Bergwanderung unternommen. Dies deutet auf einen ausgeprägten und vermutlich seit längerer Zeit bestehenden Erschöpfungszustand hin und ist der Beweis dafür, daß der Patient auf die Übungen anspricht. In diesen Fällen ist es besonders wichtig, die Atemübungen zu Beginn seiner körperlichen Konstitution anzupassen: drei bis vier Sekunden einatmen (statt fünf Sekunden); Pause von einer Sekunde (statt zwei Sekunden); vier bis fünf Sekunden ausatmen (statt sieben Sekunden).

Nach einigen Tagen der Gewöhnung wird der Basisrhythmus mühelos erreicht.

Einige meiner Patienten mit sehr starken Beklemmungen und Depressionen verspürten zu Beginn eine verstärkte Müdigkeit und, seltener, Kopfschmerzen, Sodbrennen oder ein Kribbeln in Händen und Füßen (der Beweis dafür, daß die Gliedmaßen zuvor schlecht durchblutet und unzureichend mit Sauerstoff versorgt wurden). Diese Reaktionen sind ein zusätzlicher Beweis für die Wirksamkeit meiner Methode.

Die meisten von Ihnen werden bereits nach wenigen Tagen ein Gefühl der Leichtigkeit verspüren.

– Sie haben keine unmotivierten Hungergefühle mehr. Sie verspüren nicht mehr den zwanghaften Drang, in aller Eile irgend etwas zu naschen. Heißhunger und Eßgier klingen ab und werden schließlich ganz verschwinden.

– Sie schlafen ruhiger. Sie erwachen entspannter; die unbestimmte Angst beim Erwachen, Psychiatern wohlbekannt, wird schwächer und verschwindet, eben-

so wie die Neigung zu Melancholie und Niedergeschlagenheit.

**Innerhalb weniger Tage haben Sie ein bis zwei Kilo
abgenommen und damit zusätzliche Energie und
stärkeren Optimismus gewonnen.**

**Sie haben meinen ersten Schlüssel angewendet.
Sie sind auf dem richtigen Weg, dem Weg der Entspannung, der den Prozeß des dauerhaften Abnehmens in Gang gebracht hat.**

Meine Atemübungen als Helfer in schwierigen Situationen

Die Entspannungsatmung kann auch eine wirksame
Waffe sein, wenn Sie irgendeine Form von Streß bewältigen müssen: schlechte Neuigkeiten, ein Gefühl der Panik
oder der Beklemmung, Ärger, Enttäuschung, Angst usw.

Unser ganzes Leben lang bemüht sich unser Organismus, Harmonie zwischen unseren Systemen herzustellen. Er muß zugleich auf seine persönlichen Bedürfnisse und auf die Anforderungen der Außenwelt reagieren, indem er sich ihnen stellt oder ihnen ausweicht.
Diese Anforderungen werden vom Körper oft als Bedro-
hung empfunden. Sie rufen einen Reflex (Anspannung
der Muskeln) hervor, der zahlreiche weitere Reaktionen
nach sich zieht, die die gesamte Persönlichkeit, die
Psyche – und das vegetative Nervensystem beeinflussen.

Eine Streßsituation, die über längere Zeit andauert, hält den Blutdruck auf einem erhöhten Niveau. Es liegt auf der Hand, daß der Körper, wenn diese Situation chronisch wird, Schwierigkeiten nicht mehr bewältigen kann und krank wird.

Über den Hypothalamus sind wir in der Lage, unser Verhalten unter Kontrolle zu halten. Um Streß und unsere Gefühle zu kanalisieren und ein »organisches Chaos« in ein angemessenes Verhalten umzusetzen, um so körperlichen und seelischen Schmerz zu verhindern, errichten wir einen Schutzwall gegen diese Angriffe.

Durch die praktische Umsetzung der von mir empfohlenen Atemübungen gewinnen Sie in schwierigen, unangenehmen oder schmerzhaften Situationen eine Art natürlichen Selbstschutz.

Sie brauchen die Lösung für Ihre Probleme nicht länger in Medikamenten (Euphorika, Neuroleptika, Stimulanzien, Vitamincocktails usw.) oder anregenden Mitteln (Tee, Kaffee, Alkohol, Tabak), also in Drogen, zu suchen.

Auf dem Weg des Abnehmens werden Sie ein Gefühl der Freiheit empfinden, das Sie nie für möglich gehalten hätten.

Die Reaktionen des Körpers auf Streß

Der Hypothalamus gibt der Hirnanhangsdrüse den Befehl, Hormone auszuschütten, um andere Drüsen zu aktivieren, die ihrerseits Hormone ausschütten, welche die verschiedenen Körperfunktionen beschleunigen oder verlangsamen.

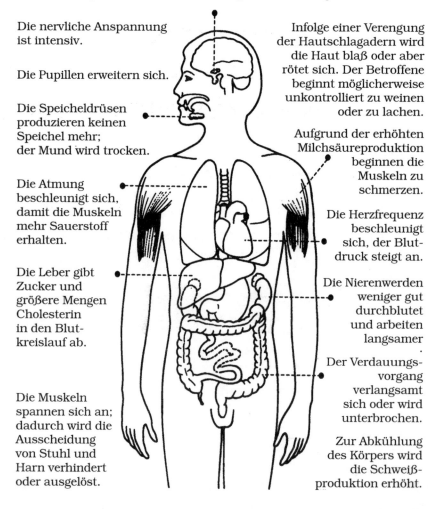

Die nervliche Anspannung ist intensiv.

Die Pupillen erweitern sich.

Die Speicheldrüsen produzieren keinen Speichel mehr; der Mund wird trocken.

Die Atmung beschleunigt sich, damit die Muskeln mehr Sauerstoff erhalten.

Die Leber gibt Zucker und größere Mengen Cholesterin in den Blutkreislauf ab.

Die Muskeln spannen sich an; dadurch wird die Ausscheidung von Stuhl und Harn verhindert oder ausgelöst.

Infolge einer Verengung der Hautschlagadern wird die Haut blaß oder aber rötet sich. Der Betroffene beginnt möglicherweise unkontrolliert zu weinen oder zu lachen.

Aufgrund der erhöhten Milchsäureproduktion beginnen die Muskeln zu schmerzen.

Die Herzfrequenz beschleunigt sich, der Blutdruck steigt an.

Die Nieren werden weniger gut durchblutet und arbeiten langsamer

Der Verdauungsvorgang verlangsamt sich oder wird unterbrochen.

Zur Abkühlung des Körpers wird die Schweißproduktion erhöht.

Ändern Sie Ihr Verhalten

- *Mahlzeiten in entspannter Atmosphäre*
- *Langsam essen*
- *Seine Sinne wiederentdecken*
- *Regelmäßige Essenszeiten*
- *Das vegetative Nervensystem*

Ändern Sie
Ihr Verhalten

Auch wenn es Sie erstaunen wird: **Für mich ist das *WIE* der Nahrungsaufnahme wichtiger als das *WAS*.**

Meine Methode gestattet Ihnen bis auf einige Ausnahmen, alles zu essen, was Ihnen schmeckt. Sie schreibt aber genau die Bedingungen, unter denen man die Mahlzeiten einnehmen muß, die Verfassung von Körper und Geist während der Nahrungsaufnahme sowie einen regelmäßigen Zeitplan vor.

Um abzunehmen, muß man vier voneinander untrennbare Grundregeln befolgen, die für Sie keinerlei Zwang bedeuten. In ihrer Gesamtheit stellen sie meinen zweiten Schlüssel auf dem Weg zum Erfolg dar:

– Mahlzeiten in entspannter Atmosphäre
– Langsam essen
– Seine Sinne wiederentdecken
– Regelmäßige Essenszeiten.

Mahlzeiten
in entspannter Atmosphäre

Dieser Regel messe ich eine grundlegende Bedeutung bei. Sie haben sicher erkannt, daß Entspannung das Fundament meiner Methode ist. Im vorherigen Kapitel habe ich Ihnen dargelegt, wie Sie diese ohne große Anstrengung erlangen können, indem Sie in regelmäßigen Abständen meine Entspannungsatmung durchführen – auch bei Streß- oder Erregungszuständen. **Ohne Entspannung werden Sie nicht abnehmen. Keine Diät wird auf Dauer erfolgreich sein. Dagegen kann Entspannung Großes bewirken – sogar ohne Diät.**

Der Grund dafür ist folgender: Wenn Sie angespannt bei Tisch sitzen, findet in Ihrem Magen, der vom Gehirn aus gesteuert wird, unverzüglich eine Über- oder Untersekretion von Magensaft statt, was wiederum zu einer Über- oder Untersekretion von Galle und Pancreassaft führt. Der Mechanismus Verdauung-Ausscheidung wird dadurch empfindlich gestört. Es entsteht sehr schnell eine Darmgärung, die überbeanspruchte Leber kann ihre Aufgabe – die körpereigene Entgiftung – nicht mehr erfüllen. Die Folge: unweigerliche Gewichtszunahme.

Wenn Sie dagegen Ihre Mahlzeiten in einem physisch und psychisch entspannten Zustand einnehmen, kann der in ausgeglichener Konzentration vorhandene Verdauungssaft die Fette, Kohlenhydrate usw. vollständig abbauen. Die Leber arbeitet perfekt, Gifte und Schadstoffe werden ausgeschieden – eine Gewichtszunahme ist ausgeschlossen.

All meine Patienten, denen es mit Hilfe der Entspannungsatmung gelungen ist, ihre Eßgewohnheiten zu ändern, haben abgenommen. Alle – ohne Ausnahme!

Sie sollten daher den Entschluß fassen, Ihre Mahlzeiten als ganz besondere Momente zu betrachten, in denen jeder Streß fehlt. Bevor Sie sich zu Tisch setzen – sowohl vor dem Mittag- als auch vor dem Abendessen – sollten Sie daher einige Atemübungen, entsprechend den Angaben des vorherigen Kapitels, durchführen, um

Ihr vegetatives Nervensystem ins Gleichgewicht zu bringen (siehe Seite 48). Zuvor sollten Sie es sich bequem machen (enge Gürtel lösen usw.). Setzen Sie sich entspannt auf Ihren Stuhl, und nehmen Sie sich Zeit. Schlagen Sie die Beine nicht übereinander.

In meiner Jugend bemerkte ich während meiner Arbeit auf einem Bauernhof, daß sich die Bauern vor den Mahlzeiten um den Brunnen versammelten. Sie zogen die Jacke aus und wuschen sich das Gesicht und die Unterarme mit kaltem Wasser. Niemals begannen sie ohne dieses Ritual, dem meistens ein Tischgebet folgte, mit dem Essen. Heute sehe ich darin eine instinktive Suche nach Entspannung und einen tiefen Respekt vor der Nahrung. Das vegetative Nervensystem befindet sich in einem ausgeglichenen Zustand, die Nervengeflechte sind völlig entspannt – der Stoffwechsel dieser Bauern funktionierte wunderbar. Und trotz der äußerst reichhaltigen und üppigen Mahlzeiten, die ihrem Energieverbrauch entsprachen, nahmen sie nur selten an Gewicht zu. Am Abend dagegen aßen sie nur leichte Speisen.

Ich kann es nicht oft genug wiederholen: Es ist außerordentlich wichtig, in entspannter Atmosphäre zu essen. Ich weiß, daß das moderne Leben mit all seinen Zwängen, seiner Schnellebigkeit und seinem Streß dies nicht gerade erleichtert. Sogar auf dem Land haben sich die Dinge geändert: Man ißt oft auf die Schnelle, während der Arbeit auf dem Traktor, mit dem Walkman auf den Ohren.

Unter meinen Patienten war eine Geschäftsfrau, die bereits zahlreiche Diäten versucht hatte, ohne jedoch abzunehmen. Ihre Tochter war in der gleichen Situation.

Doch weder die eine noch die andere pflegten jemals richtige Mittagsmahlzeiten zu sich zu nehmen. Sie führten ein Lebensmittelgeschäft und wechselten sich mit der Bedienung der Kundschaft ab. Es ist unnötig, woanders den Hauptgrund für ihre Gewichtszunahme zu suchen.

Ich habe in meiner Praxis oft Familienmütter empfangen, denen es auch nicht gelang abzunehmen. Sie erzählten mir aus ihrem Leben. Sowohl beim Mittag- als auch beim Abendessen hatten sie keine Zeit, sich zu setzen und auszuruhen. Es herrschte ein ständiges Kommen und Gehen zwischen Küche und Eßzimmer. Die Kinder hatten komplizierte Stundenpläne. Ich brauchte meinen Fragenkatalog nicht zu beenden: der Haupt- und wahrscheinlich einzige Grund für ihr Übergewicht war bereits gefunden.

Es wird zu schnell und überstürzt gegessen, aus Nervosität oder Furcht vor Zeitverlust.

Die Imbißautomaten, die überall an den Arbeitsplätzen aus dem Boden schießen, halte ich für eine absolute Katastrophe. Bald werden sie auch noch warme Mahlzeiten anbieten! Man reiht sich in die Schlange ein, überschlägt kurz die voraussichtliche Wartezeit, verliert die Geduld ... Es gibt keine gastfreundschaftliche Atmosphäre mehr, keinen Austausch, keine Gespräche, keine Kommunikation. Statistiken belegen, daß in zehn Jahren die Hälfte der berufstätigen Bevölkerung zu unbestimmter Stunde und im Stehen ihre Mahlzeiten aus dem Automaten zu sich nehmen werden. Bereits heute wird in den Schul- und Universitätsmensen sowie in den Betriebskantinen die Essenszeit möglichst kurz gehalten. Im allgemeinen ist der Lärmpegel dort sehr hoch und die Farbgestaltung aggressiv. Der Konsument, gleich welchen Alters, wird zu einer Nummer und spürt, daß seine Bedürfnisse mißachtet werden. Wo bleibt da die Entspannung?

Versuchen Sie mit allen Mitteln, nicht in diese Fallen zu tappen. Es muß Ihnen gelingen, die Zeit und das Umfeld für das Mittagessen so zu gestalten, daß Sie es sicher vor Streß, Eile und Hast zu sich nehmen können. Suchen Sie dazu einen angenehmen, möglichst ruhigen Ort. **Nutzen Sie Ihre Mahlzeit, um neue Energie zu tanken. Es ist einfacher, als Sie denken.**

Nachdem Sie tief ein- und ausgeatmet haben, vergessen Sie für eine Weile Ihre Probleme. Denken Sie an das, was Sie essen werden. Wenn Sie am Abend nach Hause kommen, sollten Sie sich mit Hilfe der Atemübungen entspannen. Essen Sie jedoch nicht – halb ausgestreckt auf dem Sofa – vor dem Fernseher. Können Sie von dieser Gewohnheit nicht ablassen, dann suchen Sie wenigstens ein Programm, das Sie entspannt. Zappen Sie so wenig wie möglich hin und her. Am besten wäre es, so lange auf das Fernsehen während der Mahlzeiten zu verzichten, bis sich Ihr Idealgewicht stabilisiert hat.

Ich weiß sehr wohl, daß es vielen von Ihnen schwerfallen wird, ihre Gewohnheiten zu ändern, die Mahlzeiten an einem ruhigen Ort einzunehmen und Tischgenossen zu finden, mit denen man abschalten und fröhlich sein kann (Lachen ist wie Jogging für den Bauch!). Das alles braucht seine Zeit.

Nachdem Sie vor jeder Mahlzeit die Entspannungsatmung durchgeführt haben, sollten Sie sich dem Waschen der Hände und Unterarme widmen. In den Schulen, Fabriken oder Büros mangelt es nicht an Waschgelegenheiten, aber verwundert stelle ich fest, daß sich nur sehr wenige Kinder und Erwachsene vor dem Essen die Hände waschen. Das gehört zur elementaren Hygiene und ist zugleich ein Entspannungsfaktor.

Falls Sie das Ambiente nicht ändern können und einer unwirtlichen, lauten oder verrauchten Kantine ausgesetzt sind, sollten Sie der Entspannungsatmung vor deren Betreten besondere Bedeutung schenken. **Das tiefe Ein- und Ausatmen ist der erste Schritt zur Entspannung.**

In einer Gesellschaft, in der die Produktivität ständig zunimmt, oftmals das Einrichten von Räumen, in denen Kinder und Erwachsene sich ausruhen können, vernachlässigt wird, in der die Anforderungen an die Menschen immer mehr steigen und der körperlichen und geistigen Verfassung des Einzelnen keine Beachtung mehr geschenkt wird, können Ihnen diese Übungen eine große Hilfe sein und die Gewichtsabnahme vorantreiben.

Der Streß lauert überall. Falls Sie vor einer Mahlzeit solchen Streßsituationen ausgesetzt sind, sich belästigt fühlen oder beunruhigt sind, rate ich Ihnen, mit der Nahrungsaufnahme noch fünfzehn bis dreißig Minuten zuzuwarten. Diese Zeit ist nötig, um durch die Atmung die unbedingt notwendige Entspannung wiederzuerlangen, damit Ihr vegetatives Nervensystem die Verdauung und Ausscheidung wieder steuern kann.

Langsam essen

Die zweite Grundregel! Sie mag simpel und einleuchtend erscheinen, doch gerade da bin ich besonders konsequent. Um Gewicht zu verlieren, müssen Sie entspannt sein und langsam und ruhig essen.

Warum?

Wenn man schnell ißt und dabei inneren oder äußeren Zwängen ausgesetzt ist, entstehen Energieunterbrechungen, eine unmittelbare Störung der Kette von Reaktionen, die während der gesamten Verdauung wirksam werden. Diesen Punkt habe ich schon in verschiedenen meiner Bücher hervorgehoben.

Es genügt, wenn ein Organ schlecht funktioniert, zu schnell oder zu langsam arbeitet, was eine Über- oder Untersekretion von Magensaft, Galle, Enzymen usw. zur Folge hat – schon kommt das vegetative Nervensystem aus dem Gleichgewicht. Der Stoffwechsel ist gestört, die Gärung nimmt zu, und der Körper kann die wichtigen Nahrungsbausteine (Eiweiße, Fette, Kohlenhydrate, Vitamine, Mineralstoffe und Spurenelemente) nicht optimal nutzen. Neigt der Organismus zu Trägheit, sammeln sich Schlacken an, bei Überaktivität werden Vitamine, Mineralstoffe und Spurenelemente zu schnell ausgeschieden, und in beiden Fällen machen sich Mangelerscheinungen bemerkbar. Dies öffnet funktionellen Beschwerden, Funktionsstörungen sowie körperlicher und geistiger Ermüdung Tür und Tor. Die Folge: Gewichtszunahme.

Hastiges und nervöses Essen ist ein gravierender Fehler. Man hat den Eindruck, immer noch hungrig zu sein, und schöpft sich mehrmals nach. Man trinkt zuviel Wasser oder Wein.

So wie die Entspannung bringt Ihnen auch ein gemäßigtes Eßtempo bei Tisch Ihr seelisches Gleichgewicht zurück. Dies ist nicht nur für die Wiederherstellung der inneren Ordnung und der daraus resultierenden Gewichtsabnahme erforderlich. Es ermöglicht Ihnen auch, Ihre innere Harmonie zu finden –

was für Ihre zwischenmenschlichen Beziehungen wesentlich ist – und sich wohl in Ihrer Haut zu fühlen. Was ist zu tun?

Langsam essen – das bedeutet in erster Linie, die einzelnen Bissen gut zu kauen. Erhält der Magen diese in ungenügend zerkleinerter Form, so muß er übermäßig arbeiten, um diesen Speisebrei, genannt Chymus, umzuwandeln. Dadurch verzögert sich die Verdauung, und sehr schnell entsteht die bekannte Verstopfung der Gallen- und Bauchspeicheldrüsengänge. Über kurz oder lang entwickeln sich daraus eine Magenschleimhautentzündung und eine funktionelle Dickdarmerkrankung.

Die Speisen müssen daher ausreichend gekaut werden, um sich mit dem Speichel im Mund vermischen zu können. Der Speichel enthält Enzyme, die die Verdauung bestimmter Nahrungsbestandteile – insbesondere Stärke – sowie die Umwandlung der Jodide und Chlorate in Gang setzen. Ißt man zu schnell, kann von den Speicheldrüsen nicht genügend Speichel abgesondert werden – er kann somit seine Funktion nicht erfüllen. Die Nahrungsmittel werden schlecht verdaut und bringen das Gleichgewicht des Darmsystems durcheinander. Dessen Aufgabe ist es, die Nahrung vollständig zu verdauen und die Aufteilung in ihre Bestandteile zu gewährleisten: Die Nährstoffe gehen in das Blut über, die Schadstoffe und Gifte werden ausgeschieden. Ein erschlaffter Darm kann Auslöser für eine Dickdarmentzündung sein, die übermäßige Gärung und sofortige Gewichtszunahme nach sich zieht.

Die Rolle der Kauwerkzeuge und der Speichelenzyme im Prozeß der Nahrungsumwandlung war kürzlich Gegenstand ausgedehnter Forschungen, die die Rolle dieser Enzyme hervorgehoben haben: Sie ist von größerer

Bedeutung als bisher angenommen. Davon bin auch ich überzeugt. Aus diesem Grund ist es wichtig, die Nahrung mindestens zehn Sekunden lang zu kauen.

Seine Sinne wiederentdecken

Entspannt bei Tisch sitzen, langsam essen, den Rhythmus früherer Zeiten wiederfinden, die Atmosphäre familiärer Mahlzeiten genießen – das bedeutet auch, sich dessen bewußt zu sein, was man ißt, und dabei alle fünf Sinne anzusprechen. Diesem Gleichgewicht des Empfindungsvermögens, das durch das moderne Leben immer mehr bedroht ist, messe ich bei der Bekämpfung von Übergewicht eine große Bedeutung bei.

Entspanntes und langsames Essen öffnet den Geist und bietet Ihnen eine ganze Reihe bereits vergessener Eindrücke, Empfindungen und Freuden. Wer hat noch nicht beobachtet, daß nach einer guten, in gastfreundschaftlicher Atmosphäre genossenen Mahlzeit die anfängliche Zurückhaltung in »kommunikative Gemütlichkeit« umschlägt? Aus diesem Grund haben Geschäftsessen – eine französische Spezialität – auch einen derartigen Erfolg. Ich glaube aufrichtig, daß die von mir empfohlenen Änderungen der Ernährungsgewohnheiten in bestimmten Fällen genauso wirksam wie psychotherapeutische Sitzungen sein können.

Wenn Sie Ihre Gewohnheiten dahingehend geändert haben, daß Sie nun entspannt bei Tisch sitzen und langsam essen, werden Sie zu Ihrer eigenen Verwunderung Ihre Sinne wiederentdecken. Sie werden die Fähigkeit Ihres Geruchssinns neu erlangen, dessen

Funktion sich nicht nur auf das Appetitanregen beschränkt. Sensorische Nerven der Nasenschleimhaut informieren das Gehirn über die Qualität der Nahrungsmittel. Zögern Sie nicht, an dem Essen, das man Ihnen
serviert, erst einmal zu riechen. Wenn es einen angenehmen Duft ausströmt, werden Sie es problemlos verdauen. Sagt Ihnen der Geruch gar nicht zu, dann lassen
Sie es sein, es könnte Ihnen Beschwerden bereiten.
Wenn Ihnen das Essen geschmacklos erscheint, wird es
Ihnen nicht bekommen, und Sie riskieren bei dessen
Verzehr neurovegetative Störungen. Verfallen Sie jedoch
nicht der übertriebenen Instinkttherapie, deren Methode
ausschließlich auf natürlichen Empfindungen beruht.

Ich persönlich rieche immer lange an dem mir servier-
ten Essen. Ich führe den Teller an meine Nase und atme
einige Sekunden lang tief den Geruch ein, den das Essen
verströmt. Auch auf die Gefahr hin, für einen Sonderling
gehalten zu werden, ändere ich im Restaurant manchmal meine Wahl. Und so war ich nach einer Mahlzeit in
einem Lokal noch niemals unpäßlich.

Sie sollten beim Einkaufen ebenso verfahren. Wenn
Sie von zwei Produkten immer dasjenige auswählen, welches besser riecht, werden Sie sich nicht irren. Vergessen Sie nicht, auch den Geruch von Weinen zu prüfen
– auf diese Art und Weise wählen die wahren Kenner die
besten Jahrgänge aus.

Nehmen Sie sich Zeit. Betrachten Sie genau, was Sie
essen, bevor Sie es zum Mund führen. Manchmal genügt
es, ein Gericht oder ein Produkt in einer Vitrine zu betrachten, um dessen Geruch und Geschmack zu erraten
– und schon ist der Appetit geweckt. So wie die Gerüche
der Kindheit tief in uns verankert sind, so speichert auch
das Gedächtnis gute und schlechte kulinarische Erfah-

rungen. Manchmal liegen darin unbewußt die Gründe
für appetitanregende oder -zügelnde Phänomene.

Schenken Sie dem Geschmack der Nahrungsmittel
Aufmerksamkeit, so wie es schon unsere Vorfahren
taten. Es gibt nichts Traurigeres als gefriergetrocknete
oder tiefgekühlte Fertiggerichte, die den Markt über-
schwemmen; nichts Eintönigeres als Fastfood – auch
Junkfood (Abfallnahrung) genannt – oder Nahrungsmittel aus Automaten. Im allgemeinen sind diese Gerichte geruchs- und geschmacklos und nur produziert,
um schnell verschlungen zu werden. Das Geschäft muß
laufen. Die Stühle in solchen Fastfood-Restaurants sind
unbequem, die Teller und Bestecke meist aus Plastik.
Alles ist auf einen schnellen Konsum ausgerichtet.

Lassen Sie sich von diesen Einrichtungen nicht verführen. Sie stammen aus den USA – einem Land, in dem
eine andere Sensibilität gegenüber dem Essen vorherr-
scht als bei uns und wo man überall dicke Menschen
sieht, die niemals abnehmen werden.

Entdecken Sie die Freude wieder, Gerichte, die Sie
mögen und die Geschmack haben, langsam zu essen. Sie
verfügen über Geschmacksnerven, die sich in den beiden
vorderen Dritteln der Zunge befinden und durch den
Hypothalamus mit der Großhirnrinde verbunden sind,
wo der Geschmack jedes Nahrungsmittels sofort identifi-
ziert wird. Machen Sie sich diese Nerven zunutze.

Die moderne Gesellschaft von heute drängt uns zur
Eile, treibt uns zu immer höherer Geschwindigkeit an,
schreibt uns immer engere Zeitpläne vor. Widersetzen
Sie sich dieser Tendenz, die uns von den traditionellen
Werten entfernt und die Suche nach einer neuartigen
Spiritualität ausgelöst hat, die den Sekten Zulauf ver-
schafft.

Pierre Gagnaire, ein bedeutender Drei-Sterne-Koch, schrieb kürzlich, daß die »Grande Cuisine« eine Kochkunst der Gefühle ist, die sich nur in einer »Glücksoase« genießen läßt. Obwohl man nicht täglich in einem Drei-Sterne-Restaurant zu Mittag und Abend essen kann, sollten wir uns wenigstens so gut wie möglich unsere eigene »Glücksoase« schaffen.

Regelmäßige Essenszeiten

Essen Sie entspannt, langsam – und zu regelmäßigen Zeiten.

Ohne es zu wissen, unterliegen wir alle dem Einfluß unserer biologischen Uhr. Unser Leben wird durch Biorhythmen gesteuert, die sich auf unsere früheste Kindheit zurückführen lassen. Wenn wir vier Mahlzeiten täglich gewohnt sind – beispielsweise um 7 Uhr, 12 Uhr, 17 Uhr und 20 Uhr –, so wird automatisch auch der Verdauungssaft entsprechend dieses Zeitplans gebildet.

Dessen sind sich auch die Mediziner bewußt, die Schlafkuren durchführen. Zu regelmäßigen Zeiten verabreichen sie ihren schlafenden Patienten Injektionen eines Vitamin-Kohlenhydrat-Präparats, um den Verdauungsrhythmus der Patienten beizubehalten. **Denn schlägt sich der Verdauungssaft in einem leeren Magen nieder, so greift er die Magenschleimhaut an und bringt das vegetative Nervensystem durcheinander. Dies begünstigt eine Gewichtszunahme.**

Viele Faktoren können unsere innere Uhr aus dem Takt bringen: der Rhythmus des modernen Lebens, Reisen mit dem berühmten Zeitunterschied, neue Arbeitszeiten usw. Ich habe neben vielen anderen den signifikanten Fall einer Studentin beobachtet, die gerade aus ihrem Elternhaus ausgezogen war. Sie war an das pünktlich von ihrer Mutter angerichtete Frühstück gewöhnt, an das gemeinsame Mittagessen um 13 Uhr, an die in Ruhe eingenommenen Mahlzeiten ohne Fernsehen. Diese Gewohnheit änderte sich von heute auf morgen: Das Frühstück wurde nun schnell im Café an der Ecke eingenommen, das Mittagessen in der Mensa der Universität hastig und zu unregelmäßigen Zeiten hinuntergeschlungen, das Abendessen bei Freunden zu beliebiger Stunde eingenommen. In zwei, drei Monaten hatte sie fast zehn Kilo zugenommen – und schaffte es nicht, diese wieder loszuwerden.

Es gelang mir, sie davon zu überzeugen, daß sie sich auch in ihrem neuen Lebensrhythmus nach ihrer biologischen Uhr richten müsse, Mahlzeiten wieder regelmäßig zu sich nehmen und langsam essen sollte. Nach kurzer Zeit hatte sie ihr Idealgewicht wiedererlangt.

Meine Methode liefert Ihnen alle notwendigen Elemente, um Ihre biologische Uhr wieder präzise einzustellen. Ausgehend von dem unumgänglichen ersten Frühstück sollten Sie das Mittag- und Abendessen nach einem Zeitraum von jeweils fünf Stunden einplanen. Bei besonderer körperlicher bzw. geistiger Belastung oder bei zeitlichen Verschiebungen sollten Sie eine Reservemahlzeit (z. B. ein Sandwich aus Vollkornbrot) zur Überbrückung des Zeitraums zwischen zwei Mahlzeiten parat haben.

Aber vergessen Sie nicht zwei grundlegende Dinge: **Man sollte niemals eine Mahlzeit auslassen und immer darauf achten, daß der Speisebrei vollständig verdaut ist, ehe man die nächste Mahlzeit zu sich nimmt.**

Das vegetative Nervensystem

Unser Nervensystem ist komplex und unterteilt sich in das zentrale Nervensystem (gewährleistet die willkürlichen Aktivitäten und Beziehungen mit der Außenwelt) und das vegetative Nervensystem (gewährleistet die unwillkürlichen Vorgänge).

Diese beiden Formen lebenswichtiger Aktivitäten unseres Organismus sind auf gleicher Ebene mit den Nerven und Ganglien verbunden.

Das vegetative Nervensystem gliedert sich seinerseits in ein sympathisches und ein parasympathisches System.

Das sympathische System erstreckt sich beiderseits der Wirbelsäule vom Nacken bis zum Steißbein über eine Kette von Ganglien, die mit den Spinalnerven verbunden sind. Durch die sympathischen Nerven ist es mit den Eingeweiden verbunden. In diesem Gewirr befinden sich die Nervengeflechte: Herzgeflecht (Plexus cardiacus), Sonnengeflecht (Plexus solaris), Unterbauchgeflecht (Plexus hypogastricus), Zwerchfellgeflecht (Plexus phrenicus) usw. (siehe Seite 190).

Das parasympathische System teilt sich wiederum in zwei Untersysteme:

– Das *enzephalische parasympathische System* besteht aus dem Kopfparasympathikus (Seh-, Geruchs-, Geschmacks- und Gehörganglien) und dem Eingeweideparasympathikus, der mit dem Herz, der Lunge, dem

Magen, der Leber, dem Dünndarm und der Speiseröhre verbunden ist, wo sich viele Nervengeflechte befinden.

– Das *sakrale parasympathische System* erstreckt sich
über einen Teil der Organe des Beckenbereichs (Blase,
Mastdarm, After, Geschlechtsorgane). Es stellt eine Verbindung zwischen dem vegetativen und dem zentralen
Nervensystem dar.

Die mechanischen Reflexe des vegetativen Nervensystems entziehen sich normalerweise unserer willkürlichen Kontrolle, doch auch das zentrale Nervensystem
beeinflußt unsere Stoffwechselorgane.

Das vegetative und zentrale Nervensystem weisen
also gemeinsame funktionelle Beziehungen auf und
beeinflussen sich gegenseitig. Die Beobachtung beweist: Starke Emotionen und Streß können über den
Hypothalamus eine Kettenreaktion auslösen: Unwohlsein, Schmerzen, Koliken, Verstopfung usw. oder zü-
gellose Verhaltensweisen wie Bulimie oder zwanghaftes Naschen, die zu einer Gewichtszunahme führen
können.

Sie werden die Auswirkungen meiner Entspannungsatmung sofort spüren. Sie ermöglicht es Ihnen bereits ab
dem erstmaligen Durchführen, Ihr zentrales und vegetatives Nervensystem in Einklang zu bringen, weil sie
Entspannung auf der psychischen Ebene und eine bessere Sauerstoffversorgung der Drüsen und inneren
Organe gewährleistet. Dieses Gleichgewicht bringt Sie
der Gewichtsabnahme ein Stück näher.

BILANZ

①

Bilanz der ersten Woche

Ich habe wohlüberlegt den ersten Zeitabschnitt auf eine Woche festgelegt. Ich bitte Sie, diese Periode einzuhalten. Eine Woche ist die Mindestdauer, um meine Atemtechnik zu erlernen (Schlüssel Nr. 1) und sich seines Eßverhaltens bewußt zu werden (Schlüssel Nr. 2).

Wenn Sie sich noch nicht bereit fühlen, die folgende Phase zu bewältigen, so lesen Sie die Bilanz zu Ende, halten Ihre Fortschritte in einem kleinen Heft fest und verlängern die erste Etappe um eine oder mehrere Wochen.

Jedesmal, wenn sich in unseren täglichen Gewohnheiten bedeutende Veränderungen ergeben (Geburt, Hochzeit, Trennung, Todesfall, Änderungen im Arbeitsleben, Arbeitslosigkeit, Umzug usw.), vollzieht sich ein großer Bruch, auch wenn wir uns dessen zunächst nicht immer bewußt sind.

Dieser Bruch resultiert aus dem Übergang von einem physisch und psychisch gewohnten, mehr oder weniger akzeptierten Zustand in einen neuen Zustand, der die Anpassung an andere Lebensumstände, die unser inneres Gleichgewicht gefährden, verlangt.

Die Neuerungen, die ich in Ihren Lebensformen bewirken werde, vor allem in der von Ihnen gewohnten Weise, mit Schwierigkeiten, Streß und starken Emotionen umzugehen, werden heilbringend und erfüllend für Ihren Körper und Geist sein.

Ich möchte Ihnen helfen, Unwohlsein und Übergewicht auf natürlichem Weg und gutgelaunt zu überwinden und in einen neuen Zustand voller Wohlbehagen überzugehen, der das von Ihnen selbst bestimmte Ziel hat: DAUERHAFT ABZUNEHMEN.

Nach einer Woche ist Ihr Bauch bestimmt schon flacher geworden, und die Mehrzahl unter Ihnen hat 1 bis 1,5 Kilo, manche sogar auch 2 Kilo abgenommen.

Vorsicht vor großer Völlerei an Wochenenden, die Ihre Entschlackungserfolge wieder zunichte machen könnte. Nehmen Sie das Mittag- oder Abendessen mit der Familie oder mit Freunden bei guter Stimmung ein, aber vermeiden Sie schwere Kost, schöpfen Sie nicht mehrmals nach, und beschränken Sie Ihren Alkoholkonsum auf ein bis zwei Glas Wein. Verzichten Sie auf Aperitifs oder Verdauungsschnäpse, aber auch auf Obst- und Gemüsesäfte. Wählen Sie ein leichtes Dessert, und verzichten Sie auf Käse.

Werden Sie Ihr eigener Ernährungsberater (1. Woche)

DAS KLEINE HEFT

Besorgen Sie sich ein kleines Schulheft, das Sie immer in Ihrer Jacken- oder Handtasche bei sich tragen. Darin notieren Sie sorgfältig während des gesamten Zeitraums der Gewichtsreduzierung bis zur Stabilisierung Ihres Idealgewichts alle Informationen, die Ihnen Ihr Körper gibt: was Sie täglich von früh bis abends empfinden, positive wie negative Erfahrungen.

Diese Informationen werden Sie, wenn sie positiv sind, zum Weitermachen anspornen. Sind sie negativ, ermöglichen sie es Ihnen, Fehler aufzuzeigen und Ihre Eßgewohnheiten in Frage zu stellen.

Tragen Sie Ihr Gewicht ein. Ich empfehle Ihnen, sich einmal wöchentlich (möglichst zur Wochenmitte) morgens in nüchternem Zustand und immer auf der gleichen Waage zu wiegen. Es ist bekannt, daß das Gewicht im Laufe des Tages bei Streß- bzw. Angstzuständen oder nach einem guten Essen um ein bis zwei Kilo variieren kann. Das sollte Sie jedoch nicht beunruhigen, innerhalb von 24 Stunden haben Sie dieses »Übergewicht« wieder verloren.

Ebenso ist es ganz natürlich, daß sich Ihr Körper im Winter zusätzlich zwei Kilo als Reserve zulegt, um sich vor der Kälte zu schützen. Darüber hinaus nehmen Männer wie Frauen ab dem vierzigsten Lebensjahr zwei bis fünf Kilo zu – das ist ganz normal und kein Grund zur Beunruhigung.

Notieren Sie auch Ihren Taillen- und Hüftumfang, den Sie mit einem Schneidermaßband messen.

Und vergessen Sie nicht, Fotos, die Sie vor und während dieses Zeitraums zeigen, einzukleben.

Halten Sie alle Informationen fest, die sich auf meine ersten beiden Schlüssel auf dem Weg zum Erfolg beziehen.

■ *Erster Schlüssel: die Entspannungsatmung*

Notieren Sie Schwierigkeiten (oder Erfolge), die bei der Durchführung der Entspannungsatmung auftreten:

- Gelingt es Ihnen, fünf Sekunden lang einzuatmen?
- Gelingt es Ihnen, sieben Sekunden lang auszuatmen?
- Gelingt es Ihnen, meine Entspannungsatmung stündlich durchzuführen?

Halten Sie Ihre Fortschritte im Verlauf der Woche fest:

- Sind Sie vollkommen entspannt?
- Auch Ihre Schultern und Ihr Nacken?
- Atmen Sie frei?

Notieren Sie die Reaktionen Ihres Körpers auf meine Atemübungen:

- Empfinden Sie Unannehmlichkeiten? Welche?
- Fühlen Sie sich morgens beim Aufstehen besser?

– Wie fühlen Sie sich während des Tages?

– Schlafen Sie nachts besser?

Notieren Sie Ihre psychologischen Veränderungen:

– Fühlen Sie sich weniger nervös oder ängstlich?

– Gelingt es Ihnen, Ihre Emotionen, Ihren Streß, Ihre Schüchternheit besser zu beherrschen?

■ *Zweiter Schlüssel: die Nahrungsaufnahme*

Notieren Sie Zeit und Ort Ihrer Mahlzeiten:

– Haben Sie zu Hause oder auswärts gegessen?

– War der Ort ruhig oder laut?

– Haben Sie zwischen den Mahlzeiten gegessen?

Notieren Sie, in welcher Verfassung Sie sich während der Mahlzeit befanden:

– Waren Sie ruhig oder gestreßt?

– Haben Sie schnell oder langsam gegessen?

– Waren Sie hungrig oder nicht?

– Haben Sie mit Appetit gegessen oder nicht?

Beschreiben Sie Ihre Reaktionen nach dem Essen:

– Fühlten Sie sich entspannt oder gereizt?

– Fühlten Sie sich leicht, oder hatten Sie Verdauungsbeschwerden: Bauchschmerzen, Sodbrennen, Blähungen usw.?

Machen Sie sich bewußt, was Sie essen

- *Diäten – nicht für jedermann gleichermaßen gültig*
- *Übersäuerung – eine Kettenreaktion*
- *Unsere Verbündeten gegen die Säuren: die Basen*
- *Den pH-Wert des Urins ermitteln*
- *Das Säure-Basen-Gleichgewicht*
  - *Basische oder basenbildende Nahrungsmittel*
  - *Saure oder säurebildende Nahrungsmittel*
  - *Ersatznahrungsmittel*
- *Schema des Verdauungsapparats*
- *Die Verdauung: goldene Regeln und Gefahren*
- *Cholesterin*
- *Mit dem Rauchen aufhören, ohne zuzunehmen*

DRITTER SCHLÜSSEL

Machen Sie sich bewußt, was Sie essen

Ich nehme an, daß Sie mittlerweile bereits entspannter sind, als Sie es vor der Lektüre dieses Buches waren. Meine Atemübungen haben Sie, soweit Sie diese stündlich sowie zusätzlich bei außergewöhnlichem Streß durchführen, in diesen physischen und psychischen Entspannungszustand gebracht, dem ich eine so große Bedeutung beimesse. Nachdem Ihr Körper nun über mehr Sauerstoff verfügt, sind Sie ein viel bewußterer, ruhigerer und glücklicherer Mensch als vorher.

Gleichzeitig haben Sie einige Ihrer Ernährungsgewohnheiten umgestellt: Sie setzen sich unter den besten Voraussetzungen zu Tisch – entspannt, zu regelmäßigen Zeiten, essen langsamer und fühlen sich nicht mehr dazu gedrängt, die Mahlzeit schnell zu beenden.

Nach einer Woche haben Sie den Test auf der Waage gemacht. Bei Einhaltung der ersten beiden Schlüssel meiner Methode haben Sie gewiß ein bis zwei Kilo abgenommen (es gibt Ausnahmen, auf die ich später noch zurückkommen werde). Das ist erst der Anfang. Ihre

Eßgewohnheiten haben sich geändert. An dieser Stelle sollten wir unser Augenmerk darauf richten, was Sie essen. Das ist mein dritter Schlüssel.

Sie werden ohne Anstrengung ein neues Ernährungsgleichgewicht finden – ohne auf Speisen, die Sie mögen, verzichten zu müssen und ohne sich der strengen Disziplin einer Diät zu unterwerfen. Wie ich bereits sagte, bin ich gegen alle Diäten, die zwar zu einem Gewichtsverlust führen, jedoch gleichzeitig den Organismus schwächen, Erschöpfung nach sich ziehen, die Nerven angreifen und immer mit einer erneuten Gewichtszunahme enden, wenn man die Diät abbricht.

In meiner Praxis stand ich diesem Problem oft gegenüber und kann Ihnen daher versichern, daß es sehr schwierig ist, Männern und Frauen, die nach Abbruch einer Diät zugenommen haben, bei der erneuten Gewichtsreduzierung zu helfen. Meistens ist ihr Organismus geschwächt, und sie leiden unter funktionellen Störungen. Diejenigen, die solche unzeitgemäßen Diäten entwickeln und empfehlen, sollten dies dringend beachten!

Ich möchte Ihnen einfach nur begreiflich machen, was sich in Ihrem Körper abspielt, während Sie essen.

Diäten – nicht für jedermann gleichermaßen gültig

Wir haben unterschiedliche Veranlagungen zur Gewichtszunahme. Die gleiche Nahrung in gleicher Menge führt bei manchen Personen zu Dickleibigkeit, während andere kein einziges Gramm zunehmen. Das ist zwar ungerecht, aber leider nicht zu ändern.

Dieses Phänomen läßt sich einfach erklären: Jeder Mensch verdaut auf seine eigene Weise. Die Verdauungs- und Ausscheidungsprozesse sind komplex, laufen in zahlreichen chemischen Reaktionen ab, erfordern Säfte, Enzyme, Pepsine, Hormone usw., die vom Magen, der Leber, der Bauchspeicheldrüse und den Gedärmen gebildet werden. Die Biologen haben noch nicht alle Rätsel der Verdauungschemie gelöst, aber sie wissen, daß jeder Körper auf seine eigene Weise reagiert. Darin liegt der Grund für das Scheitern der meisten Diäten. Und aus dem gleichen Grund verurteilt man meistens zu Unrecht ein bestimmtes Produkt oder bestimmte Ernährungsgewohnheiten.

Trotzdem gibt es für jede Form der Gewichtszunahme einen gemeinsamen Grund: Nervosität, innere Unruhe, Streß – hervorgerufen durch die Umstände des modernen Lebens und Mangel an Entspannung. Ich werde es Ihnen beweisen.

Unser Verdauungssystem ist eine einzigartige Maschinerie – viel komplexer, empfindlicher und ausgefeilter als jeder Computer. Es setzt sich in Bewegung, wenn feste oder flüssige Nahrungsmittel in den Mund eingeführt werden (tatsächlich beginnt die Verdauung früher, nämlich dann, wenn unser Gehirn in der Anfangsphase die Gerüche und Farben aufnimmt, die Erinnerungen wecken und den Appetit auslösen). Die Maschinerie fährt fort, die Nahrungsmittel in für den Organismus verwertbare und für ihn lebensnotwendige Substanzen umzuwandeln.

Diese außergewöhnlich komplexen chemischen Reaktionen – Voraussetzung für unser Überleben – werden unterstützt durch die Säuren. Sie spielen im Verdauungsprozeß eine wesentliche Rolle. Sie entstammen sowohl den Lebensmitteln und Flüssigkeiten, die wir aufnehmen, als auch den Drüsen, denen in den verschiedenen Phasen der Verdauung eine bedeutende Funktion zukommt: der Leber (mit ihrem Gallensekret), der Bauchspeicheldrüse (mit ihrem Insulin), den Drüsen des Magens sowie den Wänden des Verdauungskanals.

Versuchen wir, die Rolle der Säuren bei der Verdauung besser zu verstehen.

Übersäuerung – eine Kettenreaktion

In jedem Abschnitt des komplizierten Umwandlungsprozesses der Nahrungsmittel werden verschiedene Enzyme benötigt. Damit diese aktiv werden können, muß in ihrem Umfeld ein bestimmter pH-Wert (Wert für den sauren oder basischen Charakter einer Lösung) vorherrschen. Die Vitamine und Spurenelemente, die wir mit der Nahrung aufnehmen, wirken als Katalysatoren oder Auslöser für diese Enzyme.

Die Verdauung ist eine lange Kette, in der jedes Glied vom vorangegangenen abhängt und das folgende vorbereitet. Jede funktionelle Störung schwächt die Kette in ihrer Gesamtheit oder kann sie sogar unterbrechen. Daher ist es wichtig, daß die Enzyme in jedem Abschnitt ihren spezifischen pH-Wert vorfinden. Andernfalls können sie nicht aktiv werden, und es kommt zu Störungen, Krisen, Krankheiten – und Gewichtszunahme.

Kehren wir zum pH-Wert zurück, der Rahmen und Bedingung für eine gute Verdauung ist. Dieser muß variieren. Im Speichel als erstem Verdauungssaft ist er basisch. Er kann aber auch sauer werden – was ein schlechter Anfang wäre –, wenn wir unter Anspannung, Streß und Nervosität leiden oder zu schnell essen.

Im Magen wird der pH-Wert normalerweise durch den Magensaft sauer. Dieser enthält drei bedeutende Enzyme: Lipase für die Fettumwandlung, Pepsine für die Proteinumwandlung und Labferment für die Produktion von Kasein aus der Milch. Bei ihrer schwierigen Arbeit werden die Enzyme von der im Magen gebildeten Säure unterstützt.

Der folgende Abschnitt, dem ich innerhalb des gesamten Verdauungsprozesses die größte Bedeutung beimesse, ist der Durchgang der Nahrung vom Magen in den Zwölffingerdarm. Dieser vollzieht sich unter der Kontrolle des Magenpförtners.

Der Magenpförtner (Pylorus) ist die »Ausgangstür« des Magens. Er ist ein Ring- bzw. Schließmuskel und öffnet sich, wenn der Nahrungsbrei genügend zerkleinert und im Magen behandelt wurde. Etwa eine Stunde nach Einführung in den Magen läßt der Pförtner den Speisebrei nach und nach durchfließen und überwacht dabei dessen Menge, chemischen Zustand und Konsistenz (je flüssiger, desto schneller der Durchfluß).

Der Magenpförtner ist an dieser Stelle gewissermaßen die Zollgrenze der Verdauung. Dieser unverzichtbare Muskel mit seiner außerordentlichen Bedeutung ist äußerst empfindlich. Er reagiert unverzüglich bei Streß, Nervosität oder Unruhe. Darüber hinaus reagiert er sehr sensibel auf Reizstoffe wie Kaffee, Schwarztee, colahaltige Getränke, Alkohol, Nikotin, kohlensäurehaltige sowie eisgekühlte oder zu heiße Getränke. Da er leicht zu beeinflussen ist, kommt es vor, daß er sich bei Störungen öffnet und den ungenügend zerkleinerten und zu sauren Speisebrei in den Zwölffingerdarm passieren läßt, wo er großen Schaden anrichten kann.

Im Zwölffingerdarm erfährt der Speisebrei, auch Chymus genannt, eine tiefgreifende Umwandlung. Er verliert seinen Säuregrad und wird aufgrund der von der Gallenblase Tropfen für Tropfen in den Gallengang ausgeschiedenen Galle und des von der Bauchspeicheldrüse gebildeten Verdauungssafts basisch. Diese basische Umwandlung des Chymus ist ein wesentlicher Vorgang. Wenn aus einem beliebigen Grund, sei es ein schlechtes Funktionieren des Magenpförtners, eine zu geringe Gallensekretion, Funktionsstörungen der Bauchspeicheldrüse oder – auf einer anderen Ebene – Aufregung, Streß, Angstzustände usw., der Speisebrei mit einem zu hohen Säuregrad in den Zwölffingerdarm gelangt, so gerät der gesamte Prozeß durcheinander. Ein Rückgang des Umwandlungsprozesses, ein anormaler Stillstand des Chymus im Zwölffingerdarm und eine unerwünschte Gärung im Darm sind die Folge. Diese Tatsache kann ich oft durch Abtasten feststellen. Solche Störungen in der Bauchhöhle haben verschiedene Ursachen, meistens zeugen sie von Blähungen, Dickdarmentzündung, der Bildung und Verbreitung von Bakterien und Giftstoffen. **Dies ist die Basis für die Entstehung von Allergien, funktionellen Störungen und Krankheiten sowie auf jeden Fall auch von Übergewicht.**

Unsere Verbündeten gegen die Säuren: die Basen

Die Basen, auch Laugen genannt, spielen eine wichtige Rolle innerhalb der Verdauung, denn sie neutralisieren die Säuren.

Die basischen Substanzen entstammen der Nahrung und den Gallen- und Pancreassekreten. Ich bitte Sie, darauf Ihr besonderes Augenmerk zu richten. Die Basen sind untrennbar mit den Säuren verbunden. Von ihrem Gleichgewicht untereinander hängen viele Dinge ab.

Glücklicherweise verfügen wir über Möglichkeiten, dieses Gleichgewicht innerhalb unseres Körpers zu messen. Es ist einfach, den sauren oder basischen Wert zu bestimmen. Dieser wird durch den bekannten pH-Wert ausgedrückt, der idealerweise bei etwa 7,4 liegen sollte (siehe Seite 68).

Wenn Sie sich mit Übergewicht herumplagen, gehe ich jede Wette ein, daß Ihr pH-Wert im sauren Bereich liegt (bei 6,5 oder sogar 4). Diese Übersäuerung des Organismus ist der Auslöser für die Beschwerden, unter denen Sie leiden – vielleicht sogar ohne sich dessen bewußt zu sein –, und für Ihre Gewichtszunahme. Im Darm sammeln sich Giftstoffe an, die eine Schleimhautentzündung bewirken. Ein Gärungsmilieu ist entstanden, das im allgemeinen nicht schmerzhaft ist. Sie sind noch nicht ernsthaft beunruhigt, doch Ihre Gesundheit ist gefährdet.

Um das Gleichgewicht wiederherzustellen, das durch die Übersäuerung ins Wanken geraten ist, wird Ihr Organismus seine Reserven an basischen Mineralstoffen ausschöpfen. Die Folge: Nicht nur das Verdauungssystem ist gestört, sondern auch Ihre Gelenke werden in Mitleidenschaft gezogen. Sie riskieren rheumatische Beschwerden, Arthritis, Arthrose, Rückenschmerzen – oder leiden bereits darunter.

Ich bin überzeugt, und meine Arztkollegen werden mir beipflichten, daß die Übersäuerung des Organismus die Hauptursache von Muskelschwund ist, der eine Überlastung der Gelenke zur Folge hat und rheumatische Erkrankungen nach sich zieht. Die Wiederherstellung des Gleichgewichts zwischen Säuren und Basen bewirkt nicht nur die Gesundung des Verdauungssystems und eine Gewichtsabnahme, sondern hemmt auch die Entstehung rheumatischer Krankheiten. Bis zum heutigen Tag beruht die Behandlung von Rheumatikern fast ausschließlich auf der Verabreichung von entzündungshemmenden Mitteln, die paradoxerweise den Säuregrad noch erhöhen. Dabei müßte man sie mit der Rückkehr zur Entspannung und einem ausgewogenen pH-Wert behandeln! Ich zähle schon lange nicht mehr die Anzahl meiner Patienten, deren chronischen rheumatischen Beschwerden verschwunden sind, seit sie säurehaltige Nahrungsmittel aus ihrem Speiseplan gestrichen haben. Aber das ist noch nicht alles. Eine Übersäuerung ist auch der Grund für eine Reihe von funktionellen Stö-

rungen und Beschwerden wie zum Beispiel Spasmophilie (Krampfneigung) oder Austrocknung der Haut.
Dem läßt sich noch weiteres hinzufügen: unerklärliche
Müdigkeit und – als Folge dieser Störungen – Mutlosig-
keit bis hin zu Depressionen.

Vor kurzem empfing ich in meiner Praxis eine junge
Fachärztin für Rheumatologie. Sie litt unter Übergewicht
und Gelenkschmerzen. Ich stellte einen zu sauren pH-
Wert und eine ausgeprägte Darmgärung fest. Ich empfahl ihr zuerst, die Einnahme ihrer Medikamente unverzüglich zu beenden. Nach einem Monat hatte sich ihr
Säuregrad gesenkt, vor allem aufgrund der Entspannungsatmung und der behutsamen Änderung ihrer
Eßgewohnheiten. Während des Frühstücks verzichtete
sie nun auf Kaffee und Obstsäfte. Ihre Gelenkschmerzen
verschwanden – und sie nahm sechs Kilo ab! Kürzlich
sagte sie zu mir: »Wir Fachärzte sind viel zu einseitig
spezialisiert und lassen dabei die elementarsten Dinge
außer acht.«

Diese Worte haben mich an meine Kindheit erinnert.
Vielleicht liegt es an dem Umstand, daß ich auf dem
Land aufwuchs, daß ich ein ausgeglichenes Säure-
Basen-Verhältnis als sehr wichtig erachte. Denn auch
die Erde lehrt uns: Einen zu sauren Boden kann man
nicht bewirtschaften, selbst wenn man den besten Dünger verwendet. Gleichermaßen kann ein übersäuerter
Organismus keinen Nutzen aus den Vitaminen ziehen,
weil die Verdauungsorgane verschlackt sind, was zu
einer zusätzlichen physischen und psychischen Ermüdung führt.

**Es ist wichtig, seinen pH-Wert zu kennen und die
notwendigen Maßnahmen zur Wiederherstellung des
Säure-Basen-Gleichgewichts zu ergreifen.**

Den pH-Wert des Urins ermitteln

Der pH-Wert wird im Labor anhand von Blut- oder Speichelproben ermittelt. Eigenständig läßt er sich jedoch am einfachsten anhand einer Urinprobe feststellen. Kaufen Sie in der Apotheke einen Urintest, dieser reicht in der Regel vollkommen aus.

Man gibt einen Urintropfen auf eine kleine Fläche hochempfindlichen Papiers, das sich dann verfärbt. Diese Färbung vergleicht man mit einem vorgegebenen Farbspektrum und kann so unverzüglich seinen pH-Wert ablesen. Jede Farbe entspricht einer Zahl. Der Wert 0 bedeutet »absolut sauer«, der Wert 14 »absolut basisch«. Der ideale pH-Wert liegt bei etwa 7,4, das heißt also mit einer leichten Tendenz zum Basischen.

Der beste Zeitpunkt zur Durchführung dieses Test ist morgens mit nüchternem Magen, denn der pH-Wert verändert sich ständig im Laufe des Tages – wenn auch nur leicht – in die eine oder andere Richtung. Diese Schwankungen haben normalerweise keine Auswirkungen auf die Gesundheit. Durch ein anhaltendes unausgewogenes Verhältnis zwischen dem sauren und basischen Bereich wird jedoch der Nährboden für typische Überlastungskrankheiten geschaffen: Diabetes, hohe Cholesterinwerte, Mineralstoffmangel, starke Gewichtszunahme oder Fettleibigkeit.

Machen Sie diesen Test. Tragen Sie das Ergebnis in Ihr kleines Heft oder in die folgende Tabelle ein.

Datum	Morgen	Mittag	Abend	Bemerkungen
	pH-Wert			Völlerei am Vorabend.
		pH-Wert		Habe das Frühstück ausgelassen. Stressiger Vormittag.
			pH-Wert	Unannehmlichkeiten, habe aber Sport getrieben.
	pH-Wert			Früh zu Bett gegangen. Gut und fest geschlafen.

Ich schlage Ihnen ein kleines Experiment vor, das die Wirkung meiner Entspannungsatmung bestätigen wird. Machen Sie einen Urintest. Lassen Sie dann drei Stunden verstreichen, und führen Sie in dieser Zeit dreimal die Entspannungsatmung durch. Machen Sie anschließend einen weiteren Test. Ich bin sicher, daß Sie das Ergebnis verblüffen wird.

Das Säure-Basen-Gleichgewicht

Mittlerweile haben Sie eine andere, eventuell genauere Vorstellung von den Verdauungsprozessen, der Rolle und den Risiken des Säuregrads und haben die Bedeutung eines ausgewogenen Verhältnisses zwischen dem sauren und basischen Charakter – dem pH-Wert – erkannt.

Meine ersten beiden Schlüssel *Wappnen Sie sich gegen den Streß* und *Ändern Sie Ihr Verhalten* ermöglichen es Ihnen, einer Übersäuerung des Organismus entgegenzuwirken. Eine weitere Waffe stellt Ihre Ernährung dar: Die folgenden Tabellen informieren Sie über den sauren oder basischen Charakter bestimmter Nahrungsmittel. Wenn Sie durch Ihre Wahl die säurebildenden Auswirkungen bestimmter Nahrungsmittel neutralisieren, um sich wieder einem ausgewogenen pH-Wert anzunähern, schaffen Sie die notwendigen Bedingungen für eine gute Verdauung und Ausscheidung – der direkteste Weg zu einer schlanken Linie.

Tabelle 1

BASISCHE ODER BASENBILDENDE NAHRUNGSMITTEL

– **Gemüse:** Kartoffeln, Mais, Kohl, Möhren, Rüben usw.

Grünes Gemüse, roh oder gekocht: grüne Bohnen, Salat, Spinat und alle Kräuter: Petersilie, Koriander, Schnittlauch, Basilikum, Estragon usw.

– **Obst:** Bananen, Melonen, Edelkastanien, Mandeln, Backpflaumen, Rosinen usw.

Sie sollten Ihre bevorzugten Nahrungsmittel in erster Linie aus dieser Tabelle auswählen.

Tabelle 2

SAURE ODER SÄUREBILDENDE NAHRUNGSMITTEL

- *Milchprodukte:* Milch, Joghurt, Quark, Weich-käse.
- *Rote Früchte:* Erdbeeren, Himbeeren, schwarze und rote Johannisbeeren, Heidelbeeren, Kirschen.
- *Zitrusfrüchte:* Orangen, Mandarinen, Grapefruit, Zitronen.
- *Sämtliches Grünobst (unreif):* Weintrauben, Aprikosen, Pflaumen, Litschi, Mango, Äpfel.
- *Gemüse:* Kresse, Sauerampfer, Sauerkraut, Tomaten, Rhabarber.
- *Alle Obst- und Gemüsesäfte*
- *Colahaltige Getränke*
- *Gezuckerte Getränke:* Sirup, Limonaden usw.
- *Saure Weine, Bier, Cidre*
- *Sämtliche Konfitüren (auch selbstgemachte)*
- *Honig*
- *Reizstoffe:* Kaffee, Schwarztee.
- *Essig*

Diese Tabelle beinhaltet sicherlich Nahrungsmittel, an die Sie gewöhnt sind und von denen Sie sich nur schwer trennen können. Es ist nicht ratsam, in der Anfangszeit ganz darauf zu verzichten: dies würde einer aggressiven Diät gleichkommen und Streß auslösen. Und das steht in vollkommenem Gegensatz zu meiner Methode! Sie sollten daher den Verzehr der in dieser zweiten Tabelle genannten Lebensmittel einfach nur etwas einschränken – um so mehr werden Sie diese genießen. In der Folgezeit greifen Sie immer seltener auf diese Nahrungsmittel zurück. Dies wird Ihnen um so leichter fallen, als Ihr Organismus diese nicht mehr benötigt.

Die dritte Tabelle ermöglicht es Ihnen, Ihren pH-Wert wieder auszugleichen, indem Sie sich bei Ihrer Ernährung an basischen Nahrungsmitteln orientieren, die das Abnehmen begünstigen.

Um einen Säureüberschuß bei einer oder mehreren Mahlzeiten zu verhindern, wählen Sie ohne Zwang bei Ihren Mahlzeiten zu Hause, im Restaurant, in Selbstbedienungsgaststätten oder in der Kantine möglichst die Ersatznahrungsmittel in der rechten Spalte.

Tabelle 3

Säurebildende Nahrungsmittel	Ersatznahrungsmittel
Kaffee, Milchkaffee Schwarztee (mit Zitrone oder Milch) Abführende Kräutertees Kakao, Milch	Zichorienkaffee Getränk auf Getreidebasis Lindenblüten-, Kamillen- oder Eisenkrauttee
Obst- und Gemüsesäfte	Wasser
Alkohol, Aperitifs, Verdauungsschnäpse Saure Weine	Qualitätsweine (1 bis 2 Glas)
Konfitüren (auch selbstgemachte) Bonbons, Honig Weißzucker	Rohzucker
Müsli, Kuchen, Gebäck Walnüsse, Haselnüsse	Vollkornbrot, Teigwaren, Reis Mandeln, Datteln, Feigen
Erdnußöl, raffinierte Öle Tierische Fette, Schmalz	Pflanzenöle: Sonnenblumen-, Oliven-, Weizenkeimöl aus erster Kaltpressung Butter
Eier aus Legebatterien	Eier aus Freilandhaltung (wöchentlich 2 Stück, je nach Verträglichkeit)
Milchprodukte, Joghurt, Quark usw. Weichkäse (Camembert, Brie, Roquefort usw.)	Ziegenkäse Hartkäse (Comté, Beaufort usw.)
Weiße, dicke und Sojabohnen, Linsen Tomaten, Kresse Sauerampfer	Eßkastanien Kartoffeln, Mais Grünes Gemüse (roh oder gekocht): Salat, grüne Bohnen, aromatische Kräuter, Fenchel, Sellerie, Kürbis, Rüben, Möhren, Rot- oder Winterkohl, Radieschen usw.
Wurstwaren Fettes Fleisch, Innereien, Wild Fisch in Öl: Sardinen, Dorsch, Thunfisch	Geflügel aus Freilandhaltung Kalbfleisch Magerer Fisch: Scholle, Kohlfisch usw.
Rote Früchte: Erdbeeren, Himbeeren usw. Unreifes Obst	Bananen, Melonen, Pfirsiche
Essig	Senf, Gewürze

Schema des Verdauungsapparats

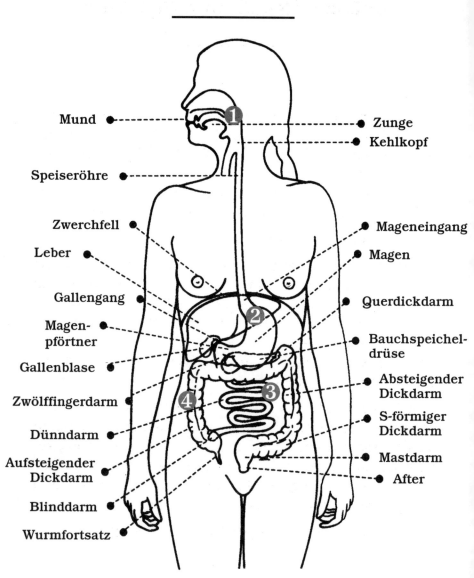

Mund •
Zunge
Kehlkopf

Speiseröhre •

Zwerchfell •
Mageneingang

Leber •
Magen

Gallengang •
Querdickdarm

Magen-
pförtner •
Bauchspeichel-
drüse

Gallenblase •
Absteigender
Dickdarm

Zwölffingerdarm •
S-förmiger
Dickdarm

Dünndarm •

Aufsteigender
Dickdarm •
Mastdarm
After

Blinddarm •

Wurmfortsatz •

Durchschnittliche Verweildauer

❶ einige Minuten ❷ 4 Stunden ❸ 4½ Stunden ❹ 12 Stunden

Die Verdauung:
goldene Regeln und Gefahren

Um dauerhaft abzunehmen, ist es vor allem wichtig, seine Verdauungsfunktionen im Gleichgewicht zu halten. Dessen sind Sie sich bewußt. Aber dies reicht meiner Ansicht nach nicht aus. Darüber hinaus muß man den Verdauungsprozeß in allen Einzelheiten kennen, um Fehler und Fallen zu erkennen und zu vermeiden.

Lesen Sie die folgenden Seiten ...

Auf der linken Seite ist jeweils eine gute Verdauung beschrieben, die Sie in Form, bei bester Gesundheit und auf dem Höhepunkt Ihrer Energie hält, Ihnen gute Voraussetzungen zum Schutz vor Streß, Aggressionen und zur Bewältigung von schwierigen Situationen schafft. Nur sie ermöglicht es Ihnen, abzunehmen und Ihr Idealgewicht zu halten.

Auf der rechten Seite sind die üblichen Fehler verzeichnet, die zu einer erschwerten und schmerzhaften Verdauung führen, welche meistens physische und psychische Störungen hervorruft. Diese können zu Melancholie und Lustlosigkeit bis hin zu Depressionen und Selbstverweigerung führen.

Und sie verursachen Übergewicht.

Es ist bald Essenszeit.

Unser Gehirn, der Dirigent des Steuersystems unseres Körpers, überträgt durch Nervenimpulse bestimmte Informationen und weckt dadurch unsere fünf Sinne.

Lärm in der Küche, ein freundlicher Empfang, gute Laune, angenehme Düfte, appetitlich anzuschauende Speisen wecken unseren Appetit und setzen die Speicheldrüsen in Bewegung.

Der Wunsch zu essen wird stärker, der Hunger wird größer. Das Wasser (bzw. der Speichel) läuft uns im Mund zusammen.

Die Verdauung beginnt, noch bevor wir auch nur den kleinsten Bissen zu uns genommen haben.

Wir sind angespannt, nervös, gestreßt oder bedrückt.

Wir wachen morgens müde auf.

Im Verlauf des Tages haben wir das Frühstück
oder das Mittagessen ausgelassen.

Gleich nach dem Frühstück, dem Mittag- oder
Abendessen beginnen wir wieder zu naschen.

Unser Mund ist trocken (es wird zu wenig Speichel
gebildet). Wir haben einen »Kloß« im Hals,
was unser Unwohlsein noch erhöht.

Wir trinken ein zu heißes oder ein eiskaltes Getränk,
Kaffee oder Schwarztee, Obst- oder Gemüsesaft,
Alkohol oder colahaltige Getränke ...
zu schnell und in zu großer Menge.

Die Flüssigkeitsmenge fließt direkt in den Magen.

Ist er leer, so zieht er sich zusammen, da er Magensaft
ausschüttet, der die Magenschleimhaut angreift.

Ist er voll, so vermischt sich die Säure
mit dem Speisebrei.

Wir rauchen einige Zigaretten oder essen in einer
verrauchten oder lärmenden Umgebung.

Alle diese Faktoren haben Funktionsstörungen unseres
vegetativen Nervensystems zur Folge und behindern
den gesamten Verdauungsvorgang.

Wir setzen uns an einem ruhigen und angenehmen
Ort zu Tisch, mit geradem Rücken
und nicht übereinandergeschlagen Beinen.

Wir führen fünfmal die Entspannungsatmung durch,
die unsere Nervengeflechte stimuliert und unser
vegetatives Nervensystem auf eine hervorragende
Verdauung vorbereitet.

Wir führen die Speisen zum Mund und nehmen durch
den Druck der Lippen und der Zunge, die die Speisen
durchmischt, die Hauptgeschmacksrichtungen wahr:
salzig, süß, bitter und sauer.

Ist das Essen zu bitter, zu sauer oder mit Giftstoffen
belastet, verfügen wir über den Reflex, es wieder
auszuspucken.

Der Geschmack eines Nahrungsmittels ist ein
komplexer Eindruck, bei dessen Wahrnehmung
sowohl unser Geschmacks- als auch unser
Geruchssinn beteiligt sind. (Unser Gehirn
hat unsere geschmacklichen Vorlieben
entsprechend den seit unserer Kindheit gemachten
Erfahrungen gespeichert.)

Wir passen unsere Speisen unserem Geschmack an,
indem wir Salz, Pfeffer, Gewürze usw. hinzufügen,
um sie vollkommen zu genießen
und Freude am Essen zu haben.

Wir sitzen in einer unbequemen Haltung auf einem zu
niedrigen oder zu weich gepolsterten Sessel, auf der
Kante eines Hockers, mit übereinandergeschlagenen
Beinen ... Oder wir stehen an einer Bar oder werden
gedrängt, den Platz freizumachen, werden angerempelt
und haben Beklemmungsgefühle.

Der Zigarettenqualm beeinträchtigt die
Funktionsfähigkeit der Riechhärchen in unserer Nase,
und wir verlieren den Geruchssinn.

Der Lärm betäubt uns, wir sind von Eile getrieben ...

All diese Faktoren bringen unser Nervensystem
durcheinander, blockieren die Nervengeflechte
unseres vegetativen Nervensystems.

Wir schlingen schnell unser Essen hinunter, ohne in
der Eile wahrzunehmen, was wir überhaupt essen.
Unserer Geschmacks- und Geruchssinne beraubt,
empfinden wir das Essen als fade.

Wir essen mechanisch,
ohne Hunger und ohne Appetit.

Wir essen langsam, in unserem Mund
wird die Nahrung vom Speichel gut durchfeuchtet.
Wir produzieren täglich einen Liter Speichel,
er enthält verdauungsfördernde Enzyme sowie
eine desinfizierende Substanz, die Bakterien
im Mund abtötet. Dies ist der erste chemische
Umwandlungsprozeß der Nahrung.

Die Nahrung wird von unseren Zähnen zerkaut,
zermalmt und zerkleinert. Sie arbeiten wie kleine
Mahlwerkzeuge.

Mit der Zunge kneten wir die Nahrung, sie formt den
Speisebrei, der eine Temperatur von etwa 38°C hat.

Beim Hinunterschlucken passiert der Speisebrei den
Rachen, um dann die Speiseröhre hinabzugleiten, wo er
durch kleine Kontraktions- und schlangenähnliche
Bewegungen weiterbefördert wird.

So schaffen wir in unserem Körper alle
Voraussetzungen für eine hervorragende Verdauung.

Mit dem ersten Bissen schlingen wir unser Essen
fast unzerkleinert hinunter.

Es wird zu wenig Speichel produziert,
unser Mund ist trocken.

Sind unsere Zähne in einem schlechten Zustand,
können sich an deren Oberfläche Mikroorganismen
und Bakterien ablagern, die Säuren bilden, welche
sich mit dem Speisebrei vermischen.

Die nicht ausreichend zerkauten und ungenügend
mit Speichel durchsetzten Bissen sind zu groß
und können nur schwer den Rachen passieren.
Diese Probleme beim Schlucken können zu Unbehagen
und Atemnot führen, man hat das Gefühl,
einen Kloß im Hals zu haben.

Nehmen wir zu kalte Speisen oder Getränke zu uns,
bleibt dem Speisebrei keine Zeit, sich auf 38°C zu
erwärmen, bevor er in den Magen hinabgleitet.

Essen wir dagegen zu heiße Speisen,
kann die Temperatur des Speisebreis nicht genügend
herabgesenkt werden.

All diese Fehler erfordern von unserem Organismus
zusätzliche Arbeit. Unser Verdauungssystem wird in
seinen folgenden Abschnitten unter
Funktionsstörungen leiden.

Beim Essen sind wir entspannt, der Speisebrei
überwindet problemlos den Magenmund an der Basis
der Speiseröhre (er funktioniert wie eine erste Klappe,
die das Aufsteigen von Verdauungssaft
aus dem Magen verhindert).

Der Speisebrei gelangt in den Magen,
wo der Verdauungssaft und die Verdauungsenzyme
ihre Funktion der Nahrungsumwandlung
perfekt erfüllen.

Wir sind nervös und verstimmt, der Verdauungssaft
steigt die Speiseröhre hoch und verursacht
Sodbrennen.

Im Magen wird der Speisebrei einem beträchtlichen
Knetvorgang ausgesetzt, um die Nahrung zu zerkleinern
und eine Vermischung mit dem Verdauungssaft zu
ermöglichen, der konzentrierte Salzsäure enthält.

Diese zusätzliche Arbeit hat eine körperliche und
psychische Ermüdung, Kopfschmerzen, Schläfrigkeit,
Konzentrationsschwäche, Krämpfe usw. zur Folge.

Besteht der Speisebrei nur aus Flüssigkeiten,
so greift die Salzsäure die Magenwand an und
verursacht eine Schleimhautentzündung.

Sind Streß und Nervosität ein täglicher Zustand,
so schlägt sich das in einer verstärkten Bildung von
Verdauungssaft nieder; über kurz oder lang wird es zur
Entstehung von Gastritis oder – noch schlimmer –
Magengeschwüren kommen.

Wir essen ohne Hast, unser Gehirn erhält durch Nervenimpulse die Nachricht, daß der Magen voll ist und die Mahlzeit beendet werden sollte.

Und wir beenden sie instinktiv.

Aufregung, Eile, Heißhunger: Wir achten nicht
auf die Ausweitung unseres übervollen Magens.
Die Folge: Wir leiden unter Bauchschmerzen,
Blähungen usw. Das sind die Alarmsignale unseres
Körpers, die dem Gehirn die Verdauungsprobleme,
unter denen wir leiden, mitteilen.

Die Schmerzen entstehen aufgrund der starken
Muskelkontraktionen, die den Speisebrei zum
Magenpförtner hinab transportieren, wo er in den
Darmtrakt eintritt.

Der Verdauungsprozeß im Magen verlängert sich und
belastet den gesamten Organismus.

Wir sind entspannt, empfinden ein Gefühl der Sättigung und des Wohlbefindens und beenden die Mahlzeit.

Der Pförtner am Magenausgang funktioniert wie eine zweite Klappe. Er schließt sich wie ein Sicherheitsventil, um den Darm vor dem sauren Magensaft zu schützen, der ihn sonst angreifen würde.

Wir nehmen die Alarmsignale und die Schmerzen nicht zur Kenntnis. Um uns aus dieser unangenehmen Situation zu befreien und den Magenpförtner zur Öffnung zu zwingen, läßt unser Gehirn uns daher falsche Ratschläge zukommen:
– Iß weiter, um deinen Magen zu beruhigen (und den Säuregrad zu senken). Ergebnis: Bulimie oder zwanghaftes Naschen; aus Angst, mit dem Essen aufzuhören, werden die Mahlzeiten in immer kürzeren Abständen eingenommen.
– Trink Alkohol (denn Alkohol betäubt und ermöglicht die Entleerung des Magens).
– Trink Wasser bzw. ein kohlensäurehaltiges oder eisgekühltes Getränk (um den Speisebrei zu beschweren und zum Abwärtsrutschen zu zwingen).
– Rauche eine Zigarette oder eine Zigarre (um den Magenpförtner zur Öffnung zu zwingen).
– Iß ein Sorbet (aus ebendiesen Gründen wird zwischen zwei schweren Gängen oft ein Sorbet serviert).
– Nimm ein Medikament zur Steigerung des Wohlbefindens: Tabletten, Pulver usw. (um die Säure zu neutralisieren und die Schmerzen zu lindern).
Manchmal, und das ist am gefährlichsten, sendet uns der Körper überhaupt keine Alarmsignale: Er ist gesättigt, wir spüren keinen Hunger mehr, doch aus Unruhe oder zur Kompensierung unserer Streßfaktoren essen wir mechanisch weiter.
Unser Körper muß sich allen Situationen, die wir ihm aufzwingen, fügen. Dies bewirkt Veränderungen, Funktionsstörungen und Gewichtszunahme.

Der Magenpförtner öffnet sich etwa eine halbe Stunde
nach Einführen der Nahrung in den Magen, um den
Speisebrei (inzwischen zum Chymus weiterverarbeitet)
in kleinen Mengen in den Zwölffingerdarm fließen
zu lassen. Dort erhält er aus der Gallenblase
die zuvor von der Leber produzierte Galle und
aus der Bauchspeicheldrüse den Pancreassaft.
Die Galle und der Pancreassaft neutralisieren die Säure
des Chymus, und die Verdauung vollzieht sich unter
den besten Voraussetzungen.

Die Leber unterstützt uns dank ihrer zahlreichen
Funktionen bei der Entschlackung: Sie filtert,
verarbeitet, lagert Glukose (Blutzucker) ein, die unser
Körper und unser Gehirn bei außergewöhnlicher
körperlicher oder geistiger Belastung benötigt.
Sie produziert Antikörper und Galle.

In der Gallenblase sammelt sich die Galle,
ein unabdingbares Sekret für die Verdauung der Fette,
Ausscheidung der Giftstoffe und Unterstützung des
Verdauungsvorgangs.

Die Bauchspeicheldrüse bildet Insulin, das für die
Verringerung des Blutzuckergehalts benötigt wird.
Sie produziert auch ein anderes Hormon – Glukagon –,
dessen Wirkung der des Insulins entgegengesetzt ist,
denn es erhöht den Zuckerwert im Blut.

Darüber hinaus liefert die Bauchspeicheldrüse
Verdauungsenzyme, um Zucker, Fette und Eiweiße zu
zersetzen und eine gute Verdauung zu gewährleisten.

Der Magenpförtner öffnet sich, um den übervollen
Magen zu entleeren (er kann sich auch unter dem
Druck von Emotionen, Verstimmung oder Streß öffnen).

Der saure Mageninhalt fließt in den Zwölffingerdarm –
die Schlüsselstelle für eine Gewichtszunahme
oder -abnahme. Denn dort treffen die Speisen aus dem
Magen auf die Galle und den Pancreassaft, die aus der
Gallenblase und der Bauchspeicheldrüse aufsteigen,
um die Säure zu neutralisieren.

– Die überlastete Leber kann ihre Aufgabe als Filter
nicht mehr erfüllen, wenn die Giftstoffe sich anhäufen.
Die Folge: Leberinsuffizienz und Anstieg des
Cholesterinwertes.

– Die überbeanspruchte Gallenblase arbeitet
zu langsam, wird schlaff und kann ihrer
Entleerungsfunktion nicht mehr nachkommen. Oder sie
zieht sich zusammen und schüttet zuviel Galle aus.

– Die Bauchspeicheldrüse schüttet zuviel oder
zu wenig Pancreassaft aus. Eine Bauchspeichel-
drüseninsuffizienz ist der Grund für Diabetes
(zuviel Zucker im Blut).

Je nervöser man ist, um so stärker sind die
Beschwerden: Übelkeit, Migräne, Erschöpfung,
Kopfschmerzen, Wechsel von Durchfall und
Verstopfung usw.

In diesem Abschnitt vollzieht sich unsere Verdauung unter den besten Bedingungen. Wir sind in der Lage zu verstehen, daß durch einen perfekt funktionierenden Verdauungsvorgang gleichzeitig auch das vegetative Nervensystem ausgeglichen ist. Wir beobachten die positiven Auswirkungen auf unser Verhalten und unseren Geisteszustand: Wir sind guter Laune, haben Unternehmungsgeist und fühlen uns wohl.

Das ist nur der Anfang des Weges, der zur Gewichtsabnahme führt.

Der Magenpförtner kann aber auch geschlossen bleiben
und den Durchfluß blockieren.

Dann entsteht das Risiko des Zurückdrängens
des Speisebreis. Das »Brechreizzentrum« im Gehirn
erhält das Signal, daß das Gleichgewicht
unseres Magens gestört ist.

Die Muskeln im Bauchraum ziehen sich zusammen und
bewirken so ein Aufsteigen des Mageninhalts in die
Speiseröhre; es kommt zum Erbrechen.

(Manche Menschen lösen diesen Brechreiz absichtlich
aus, um den vollen Magen zu entleeren und dann
weiterzuessen, ohne zuzunehmen. Diese Praktik,
die auf große physische und psychische Probleme
hindeutet, hat katastrophale Folgen.)

Eine Entzündung der Magenschleimhaut kann ein
Aufsteigen der sauren Gallen- und Pancreassekrete
in der Speiseröhre bis zum Mund auslösen
(saures Aufstoßen) und folgende Beschwerden
nach sich ziehen:
– schlechter Atem
– bitterer Geschmack im Mund
– ein Brennen in der Speiseröhre
– Aphthen (schmerzhafte Risse in der
Mundschleimhaut)
– Zahnfleischentzündung und Karies
– Haut- und Atemwegsallergien
– Erkrankungen im Hals- und Nasenbereich.

Der Speisebrei wandert mit der Galle und dem Pancreassaft auf natürliche Weise durch den Dünndarm.

Die Blutgefäße der Darmwandoberfläche entziehen der Nahrung die verwertbaren Substanzen, um sie dann über das Kreislaufsystem im gesamten Organismus bis hin zur kleinsten Zelle zu verteilen.

Der rechte Darm (aufsteigender Darm) übt eine beschleunigende Funktion aus, um eine Verlangsamung des Verdauungsprozesses und einen Stillstand des Chymus im Dickdarm zu verhindern. Bakterien wirken dem Entstehen von Infektionen entgegen. Da ihre Aufgabe in der Vernichtung von Giftstoffen besteht, arbeiten sie hier zum Wohl des Organismus.

Der Chymus schiebt sich nur unter Schwierigkeiten durch den Darm, mit zuviel oder zu wenig Galle und Pancreassaft und in einer zu sauren Umgebung.

Folgende Störungen können sich entwickeln:

– schmerzhafte Kontraktionen (Koliken);

– Darmausweitung (Blähungen);

– eine Verlangsamung des Verdauungsprozesses, was eine Darmgärung hervorrufen kann, die zu chronischen Verdauungsstörungen führt. Bei Frauen verursacht diese Verdauungsstörung einen Blutandrang in den Eierstöcken. Die Folge: schmerzhafte, unregelmäßige oder ausbleibende Menstruation;

– eine Störung der Darmschleimhaut, die reizbar oder entzündlich werden kann. Noch schlimmer: Es können sich winzige Risse bilden, in denen sich die Säure festsetzt;

– chronische Vergiftung mit ständigem Wechsel zwischen Verstopfung und Durchfall;

– Vermehrung der Bakterien und Entwicklung der mikrobischen Flora, die zu Darmgärung und Entstehung von Gasen führen kann;

– mangelhafte Ausscheidung der Giftstoffe, was die Zurückhaltung von Wasser und dessen Eindringen in das Bindegewebe des gesamten Körpers zur Folge hat. Es entstehen Zellulitis, schwere Beine, Fettpolster an den Oberschenkeln ...

Im Darm werden die Nahrungsreste, die der Körper nicht verwerten kann, zu Exkrementen.

Über die Nieren scheiden wir Wasser, Schlacken und eine äußerst giftige Substanz aus: den Harnstoff. Die Nieren regulieren den Wasser- und Salzgehalt im Blut.

Wir warten mindestens drei, am besten fünf Stunden bis zur nächsten Mahlzeit, um unserem Verdauungsapparat die notwendige Erholung zu gönnen.

Unser Körper hat sich dem Rhythmus unserer biologischen Uhr gut angepaßt.
So empfinden wir nur zu den normalen Essenszeiten auch tatsächlich Hunger.

Zwischen den Mahlzeiten trinken wir ausreichend, um eine gute Wasserversorgung unseres Körpers zu gewährleisten. Wir trinken immer in kleinen Schlucken – bevorzugt Wasser, das Zimmertemperatur hat.

Die Exkremente werden erst nach mehreren Tagen
oder sogar Wochen ausgeschieden. Eine solche
Verstopfung kann chronisch werden.

Die Nieren haben für die Ausscheidung zusätzliche
Arbeit zu leisten.

Die Ermittlung des pH-Wertes unseres Urins gibt
Aufschluß über unseren Säuregehalt.

Die verwertbaren Bestandteile der Nahrung – Eiweiße,
Kohlenhydrate und Fette, Vitamine, Mineralstoffe und
Spurenelemente – werden vom Organismus schlecht
verwertet, und wir leiden unter Mangelerscheinungen.

Kaum sind wir mit dem Essen fertig,
naschen wir schon wieder. Die neue Nahrung landet
im Magen, wo sie auf den vorherigen Speisebrei trifft,
dessen Verarbeitung sich in einem anderen Stadium
befindet. Die Verdauung kommt durcheinander,
verlangsamt sich, wird erschwert oder gar unmöglich.
Die Verarbeitung der Speisereste stagniert überall:
im Magen, im Darm ...

Schmerzhafte Begleiterscheinungen oder gefährliche
Anpassungsvorgänge für unsere Organe, Drüsen und
Systeme stellen sich ein: Blähungen, Unwohlsein,
Übelkeit, Schläfrigkeit, physische und psychische
Erschöpfung, Ablagerung von Fett, Entstehung von
Zellulitis und *mit Sicherheit Gewichtszunahme.*

Cholesterin

Cholesterin ist eine von der Leber gebildete Fetteiweißsubstanz, die einen wichtigen Baustein zum Aufbau der Zellwände darstellt und im gesamten Körper vorhanden ist. Bei anormalem Anstieg des Cholesterinwertes erhöht sich auch das Risiko von Herz-Gefäßkrankheiten, weil das im Blut zirkulierende Cholesterin nicht zersetzt, sondern eingelagert wird.

Das Cholesterin stammt nur zu 15 % aus unserer Nahrung, beispielsweise aus Milchprodukten, Eiern oder Fleisch.

Entgegen den allgemeinen Vorstellungen vertrete ich die Meinung, daß der Grund für einen erhöhten Cholesterinspiegel zu 85 % in Streß, Unruhe und Hast während der Mahlzeiten liegt. Das kann ich auch beweisen: Bei meinen Patienten, die ich wegen funktioneller Störungen behandelt hatte, lag der Cholesterinwert zwischen 3,60 und 4,20 (der Normalwert liegt zwischen 2,20 und 2,60). Nachdem ich ihnen meine Methode der Entspannungsatmung und geruhsamer Mahlzeiten empfohlen hatte, die Funktionsfähigkeit der Leber und die Produktion von Galle und Pancreassaft wieder ins Gleichgewicht gebracht hatte, war der Cholesterinwert nach zwei Monaten wieder auf seinen Normalwert gesunken – sehr zum Erstaunen des behandelnden Arztes!

Ein weiterer Sieg meiner Methode.

Mit dem Rauchen aufhören, ohne zuzunehmen

Die schädlichen Folgen des Rauchens sind allgemein bekannt, ich berichte hier nichts Neues. Das Hauptrisiko der meisten Raucher sind Herz-Gefäß- und Atemwegserkrankungen. Die Risiken des Rauchens – und das ist weitaus weniger bekannt – betreffen aber auch die Verdauungsprozesse, weil dadurch das vegetative Nervensystem negativ beeinflußt wird.

Zuerst schränkt der Rauch unsere Geschmackssensibilität ein, indem er die Papillen auf unserer Zunge unempfindlich macht. Diese Geschmacksneutralisierung verringert den Appetit und schadet unserem Ernährungsverhalten. Darüber hinaus zerstört er fast den gesamten Vitamin-C-Gehalt unserer Nahrung sowie die Hälfte der übrigen Vitamine. Kein synthetisches Vitamin und kein künstlicher »Cocktail« kann einen solchen Verlust wettmachen, der sich unweigerlich in schweren Mangelerscheinungen bemerkbar macht.

Die sekundären Auswirkungen sind Störungen des Nervensystems, eine Überstimulierung, die Nervosität, Reizbarkeit, Aggressivität, Stimmungsschwankungen und allgemeine Erschöpfung auslöst.

Eine Zigarette vor oder während dem Essen löst einen Krampf des Magenpförtners aus, der sich öffnet und den sauren Mageninhalt in den Zwölffingerdarm fließen läßt, bevor dieser darauf vorbereitet ist. Somit bestimmt die Zigarette den Zeitpunkt der Magenentleerung und bringt den gesamten Verdauungs- und Ausscheidungsprozeß durcheinander.

Wenn Sie zu den eingefleischten Gewohnheitsrauchern gehören, so versuchen Sie wenigstens, es bei Tisch zu unterlassen: Nicht genug, daß Sie sich selbst vergiften, Sie gefährden auch die Menschen in Ihrer Umgebung, vor allem Kinder, die ebenfalls den Rauch Ihrer Zigaretten einatmen müssen.

Warten Sie fünf bis zehn Minuten nach der Mahlzeit, ehe Sie sich eine Zigarette anzünden. Dann können Sie diese ohne die Vorwürfe Ihrer Mitmenschen genießen. Am besten ist es jedoch, unmittelbar vor, während und nach den Mahlzeiten überhaupt nicht zu rauchen, die sauren Ausscheidungen werden dann vom Magen viel besser vertragen.

»Schlucken« Sie den Rauch nicht hinunter, um Gesundheitsrisiken einzuschränken.

Wie kann man mit dem Rauchen aufhören, ohne zuzunehmen?

80 % meiner Patienten, die Raucher waren und meine Methode befolgten, hörten nach einigen Wochen freiwillig mit dem Rauchen auf. Sie litten nicht unter Entzugserscheinungen. Und sind schlanker geworden.

Eine Minderheit hat zugenommen. Es war offensichtlich, daß diese Patienten unmäßig zu essen begannen, um eine Lücke auszufüllen: die Lücke, die das Rauchen hinterlassen hat. Nikotin wirkt appetithemmend. Erhält der Körper kein Nikotin mehr, stellen sich häufigere und stärkere Hungergefühle ein. Die Folge: Man ißt und trinkt zuviel.

Das ist einfach zu erklären: Raucher leiden unter Mangel an Vitaminen, Mineralstoffen und Spurenelementen; ihr Organismus ist entmineralisiert und übersäuert. Die Organe wie auch die Mehrzahl der Drüsen sind erschöpft. Hören sie nun mit dem Rauchen auf, so nehmen die Organe und Drüsen nach und nach ihre Arbeit wieder auf, und die Körperzellen, die lange Zeit unterversorgt waren, wollen nun Reserven einlagern. Dies führt zu einer Gewichtszunahme.

– Führen Sie stündlich meine Atemübungen durch, um eine Atmungssteigerung (Hyperventilation) zu bewirken. Ihre Lunge wird besser mit Sauerstoff versorgt, und Sie werden nur noch mit Abscheu und Gereiztheit auf Zigarettenrauch reagieren. Sie schränken Ihren Nikotinkonsum automatisch immer mehr ein, bis Sie eines Tages ganz von selbst mit dem Rauchen aufhören. Und das wird Ihr Nervensystem wieder ins Gleichgewicht bringen!

– Nehmen Sie Ihre Mahlzeiten in entspanntem Zustand ein, und essen Sie langsam, damit Ihr Körper nicht mehr Säure als nötig produziert.

– Essen Sie regelmäßig zu festgesetzten Zeiten. So verhindern Sie Heißhungeranfälle und zwanghaftes Naschen.

– Schränken Sie den Verzehr von säurehaltigen Speisen und Getränken ein – vor allem von Kaffee, dessen Genuß oftmals zum Rauchen verführt.

– Treiben Sie eine Ausdauersportart (Gehen, Laufen, Radfahren oder Schwimmen). Diese fördert nicht nur die Verbrennung von Kalorien und Giftstoffen und stärkt Ihr Herz-Kreislaufsystem, sondern bewirkt auch eine große psychische Entspannung – eine wesentliche Voraussetzung, wenn man erfolgreich mit dem Rauchen aufhören will.

Wenn Sie meine Methode befolgen, werden Sie auf natürlichem Weg mit dem Rauchen aufhören, ohne Frustrationen und ohne Gewichtszunahme!

Dank richtiger Ernährung zu einer schlanken Linie

- *Grundsätzliches zur Ernährung*
- *Sanftes Erwachen*
- *Frühstück – neu entdeckt*
- *Das Frühstück als Startschuß zum Abnehmen*
- *Eile und Hast am Morgen ...*
- *Eine Empfehlung für Sportler und Schwerarbeiter*
- *Die Zuckerspirale: Gewichtszunahme in jedem Alter garantiert*
- *Kaffee oder Schwarztee: Am Morgen nicht die idealen Begleiter*
- *Obst- und Gemüsesäfte*
- *Zwischenmahlzeiten um 10 Uhr oder um 16.30 Uhr*
- *Das Mittagessen*
- *Das Abendessen*
- *Erholsamer Schlaf ist eine Voraussetzung zum Abnehmen*
- *Meine Entspannungsübung: Beruhigung – Entspannung – Wohlbefinden*

Dank richtiger Ernährung zu einer schlanken Linie

Grundsätzliches zur Ernährung

Ihr Eßverhalten beginnt sich zu ändern. Dank der Ausübung meiner Atemübungen sind Sie entspannter, wenn Sie sich – immer zur selben Stunde – an den Tisch setzen. Sie nehmen sich Zeit zum Essen und sind sich bewußt, was dabei in Ihrem Körper vorgeht. Sie kennen die Nahrungsmittel, die Ihnen guttun, und jene, die Sie möglichst meiden sollten. Sie wissen um die Wichtigkeit des Säure-Basen-Gleichgewichts.

Die ersten positiven Folgen dieses neuen Verhaltens machen sich bereits bemerkbar: Ihr vegetatives Nervensystem kommt allmählich ins Gleichgewicht, Ihre Verdauung und Ausscheidung funktionieren besser, Sie fühlen sich befreit und sind weniger müde. Ihr Bauch ist flacher geworden, und Sie haben bereits etwas Gewicht verloren. Soweit die Auswirkungen der ersten drei Schlüssel.

Doch das ist erst der Anfang.

Ich werde Ihnen jetzt zeigen, wie Sie diesen ersten Erfolg noch steigern und festigen können, so daß Sie schließlich einen bedeutenden Gewichtsverlust erreichen. **Der vierte Schlüssel zum Abnehmen ist den Mahlzeiten gewidmet.**

Ich habe bereits erwähnt, was ich von Diäten halte. Die meisten ermöglichen zwar eine Gewichtsabnahme, doch bei allen nimmt man die verlorenen Pfunde – und meistens noch ein paar mehr – wieder zu, sobald man die Kur abbricht. Warum? Die meisten Diäten rufen Mangelerscheinungen und hartnäckige Störungen hervor, die nur schwer zu beheben sind. Sie sind allzu strengen Richtlinien unterworfen, ersetzen den mangelnden Willen durch Regeln, die belastend wirken und Streß verursachen. Keine Diät sieht anschließend eine langsame und kontinuierliche Anpassung an eine normale Ernährung vor.

Unser Körper benötigt jedoch täglich Proteine, Kohlenhydrate, Lipide (Fette), Vitamine, Mineralstoffe, Spurenelemente, Ballaststoffe und Wasser. Er kann auf keinen dieser Stoffe verzichten.

Proteine

Als Eiweißstoffe oder Proteine bezeichnet man hochmolekulare Naturstoffe, die aus einer Kette von Aminosäuren gebildet werden. Sie sind unerläßlich für die

Bildung, Entwicklung und Erneuerung der Körpersubstanz. Ihnen kommt eine lebenswichtige Funktion zu, um so mehr, als sie vom Organismus nicht gespeichert werden können.

Man unterscheidet Proteine tierischer (Fleisch, Fisch, Eier, Käse, Milch usw.) und pflanzlicher Herkunft (Getreide, Hülsenfrüchte, Körner usw.)

Als Bausteine der Körpersubstanz werden sie vom Kind in der Wachstumsphase sowie vom Erwachsenen zur Zellerneuerung dringend benötigt.

Zum Abnehmen braucht der Körper Proteine, da sie es ermöglichen, Fette zu verbrennen, ohne die Muskelmasse anzugreifen. Der durchschnittliche Tagesbedarf liegt bei 70 g.

Kohlenhydrate

Kohlenhydrate bzw. Zucker setzen sich aus Sauer-, Wasser- und Kohlenstoff zusammen. Man kann vereinfacht zwei Arten von verwertbaren Kohlenhydraten unterscheiden:

– Einfach aufgebaute Kohlenhydrate (Einfach- und Doppelzucker) werden rasch vom Körper aufgenommen und in Energie umgewandelt. Sie sind in allen süßen Nahrungsmitteln enthalten: Zucker, Gebäck, Honig, Marmelade, Obst usw.

– Komplex aufgebaute Kohlenhydrate bzw. Stärke (Mehrfachzucker) werden während der Verdauung in Glukose (Einfachzucker) umgewandelt und liefern den Muskeln über längere Zeit Energie. Sie sind in Brot, Teigwaren, Reis, Kartoffeln usw. enthalten.

Durchschnittlicher Tagesbedarf: 400 g.

Lipide (Fette)

Diese Gruppe umfaßt alle Fettstoffe tierischer oder pflanzlicher Herkunft. Zu den tierischen Fetten zählen Butter, Schmalz und sogenannte »versteckte Fette« in Fleisch, Wurstwaren, Fisch, Milch und Milchprodukten.
Pflanzliche Fette finden sich in Öl, Margarine, fetthaltigen Früchten bzw. Nüssen usw.
Der Nährwert der Fette hängt von der Art der Fettsäuren ab, aus denen sie sich zusammensetzen. Gewisse Fettsäuren vermag der Körper nicht selbst herzustellen. Daher müssen sie ihm mit der Nahrung zugeführt werden.
Fette können vom Organismus als Energiereserve gespeichert werden. Gemeinsam mit den Kohlenhydraten sind sie an der Muskelarbeit, für die sie den »Kraftstoff« liefern, beteiligt.
Durchschnittlicher Tagesbedarf: 80 bis 100 g.

Vitamine

Sie kommen im Organismus nur in verschwindend kleinen Mengen vor. Trotzdem sind sie für seine Funktionstüchtigkeit absolut unentbehrlich. Mit Ausnahme der Vitamine A und D vermag der Organismus selbst keine Vitamine herzustellen oder zu speichern, weshalb wir darauf achten müssen, sie in ausreichender Menge mit der Nahrung aufzunehmen. Jedes Vitamin hat eine bestimmte Aufgabe, und jeder entsprechende Mangel führt zu Störungen. Dies ist einer der Hauptgründe, weshalb die Ernährung abwechslungsreich sein sollte.
Ich rate ausdrücklich von einer unkontrollierten Einnahme synthetisch hergestellter Vitamine ab. Eine willkürliche Anwendung ohne vorherige medizi-

nische Analyse kann mit der Zeit eine gegenteilige Wirkung und schwerwiegende Folgen haben: einen Blutandrang in der Leber, der das Gleichgewicht des vegetativen Nervensystems stört, oder eine Übersäuerung, die Müdigkeit und Gewichtszunahme nach sich zieht. Im Gegensatz zu natürlichen Vitaminen können chemisch hergestellte Vitamine nie als Katalysatoren des Zellstoffwechsels wirken. Andererseits ist heute bekannt, daß Vitamine (mit Ausnahme des Vitamins C) durch Hitze bzw. Kochen nicht zerstört werden, in Konserven und Gefrierprodukten zum großen Teil erhalten bleiben und in Obst, Gemüse, Milch, Joghurt, Eiern usw. leicht zu finden sind.

Mineralstoffe und Spurenelemente

Hierbei handelt es sich um anorganische Substanzen, die im Organismus in kleinsten Mengen und manchmal nur als Spuren vorhanden sind. Ohne sie könnte ein Großteil der chemischen und enzymatischen Reaktionen nicht stattfinden. Eisen, Schwefel, Magnesium, Kupfer, Kalzium, Phosphor usw. sind heute gut bekannt, und man weiß, daß ein Mangel an diesen Stoffen – wie bei den Vitaminen – schwerwiegende Störungen hervorrufen kann. Diese Substanzen sind für den Austausch und die Stoffwechselreaktionen unabdingbar. Obwohl jedem Mineralstoff eine spezifische Eigenschaft zukommt, erfüllen diese Stoffe auch eine kollektive Funktion, wirken doch einige nur in Verbindung mit einem oder mehreren anderen Mineralien.

Mineralstoffe und Spurenelemente müssen dem Körper – einmal mehr – durch eine ausgewogene Ernährung zugeführt werden, die genügend Fleisch, Milchprodukte,

Gemüse und Obst enthält. **Vor der Einnahme chemischer Ergänzungspräparate, die ohne ärztliche Verordnung oder medizinische Analyse erfolgt, muß gewarnt werden, denn auch hier können bei mangelnder Ausgewogenheit Störungen auftreten.**

Ballaststoffe

Ballaststoffe sind organische Bestandteile pflanzlichen Ursprungs. Sie sind für unser Wohlbefinden entscheidend. Ihre Eigenschaften sind so vielseitig wie ihre Wirkung auf unser Verdauungssystem. Sie regen die Darmtätigkeit an und wirken Verstopfung entgegen. Werden sie in allzu großen Mengen eingenommen (z. B. Kleie), können Blähungen sowie Reizungen der Darmschleimhaut auftreten. Als Ballaststoffe eignen sich insbesondere Obst und Gemüse.

Wasser

Wasser ist die Grundlage des Lebens. Unsere Körpersubstanz besteht zu 75 % aus Wasser. Es stellt das Transportmittel für den gesamten Stoffwechsel dar.

Wir sollten täglich 2 bis 2,5 Liter Wasser aufnehmen, entweder in flüssiger Form oder mit fester Nahrung, denn Wasser ist in allen Lebensmitteln enthalten. Normalerweise genügen 1 bis 1,5 Liter in Form von Getränken, es sei denn, Sie unternehmen besondere Anstrengungen (siehe Seite 158).

Ich möchte nachdrücklich festhalten: Sie dürfen auf keinen Fall die eine oder andere Kategorie von Nahrungsmitteln aus Ihrer Ernährung streichen, insbesondere dann nicht, wenn Sie abnehmen möchten.

Wählen Sie einfach aus jeder Kategorie die Nahrungsmittel, die am wenigsten Säure bilden.

Ich habe es versprochen und wiederhole noch einmal: **Sie werden mit meiner Hilfe abnehmen, ohne eine radikale Änderung Ihrer Gewohnheiten vorzunehmen oder auf etwas verzichten zu müssen. Sie werden in einer entspannten, streßfreien Atmosphäre bei körperlichem und geistigem Wohlbefinden an Gewicht verlieren.** In diesem Sinn möchte ich Ihnen meinen vierten Schlüssel vorstellen.

Wie bereits erwähnt, ist es sehr wichtig, zu regelmäßigen Zeiten zu essen. Unsere Ernährung verteilt sich normalerweise auf drei Mahlzeiten pro Tag: Frühstück, Mittag- und Abendessen. Bei besonderer körperlicher oder geistiger Anstrengung, wenn Sie früh aufgestanden sind oder einfach Hunger verspüren, hindert Sie nichts daran, im Laufe des Morgens und/oder Nachmittags eine Zwischenmahlzeit einzunehmen. Bestimmt erinnern Sie sich an die Imbisse in Ihrer Kindheit. So verhindern Sie einen plötzlichen Leistungsabfall (Hypoglykämie) oder Erschöpfung nach vollbrachtem Tagwerk. (Weiter unten werde ich Ihnen erklären, wie Sie diesen Imbiß mit Hilfe der Nahrungsmitteltabelle auf Seite 73 sinnvoll zusammenstellen können.)

Sanftes Erwachen

Viele Patienten erzählen mir, sie würden nur selten oder gar nie frühstücken, weil sie beim Aufstehen noch keinen Appetit verspürten. Ihren Aussagen zufolge fühlen sie sich morgens schlecht und energielos, erwachen mit einem schalen Geschmack in einem ausgetrockneten Mund und beginnen den Tag mit einem leichten Schwindelgefühl.

»Das einzige, wozu ich am Morgen fähig bin«, behaupten sie, »ist, in die Küche zu gehen, einen Kaffee, im äußersten Fall einen Orangensaft zu trinken oder eine Zigarette anzuzünden.«

Diese »Morgenmuffel« kann ich jeweils beruhigen, denn ich verlange von ihnen nicht, daß sie ihre Gewohnheiten ändern. Sie sollen weiterhin als erstes ihre Zigarette rauchen, ihren Kaffee trinken ... aber mit einer anderen Einstellung.

Das Frühstück darf nicht zur tristen Verlängerung eines unguten Erwachens werden.

Es muß appetitanregend und nahrhaft sein, sollte auch Salziges enthalten und auf langsam verwertbaren Kohlenhydraten und Proteinen aufbauen. An die Stelle einer hastigen und praktisch unnützen Mahlzeit tritt so ein ausgewogenes Frühstück, das nicht nur den Startschuß in den Tag gibt, sondern auch die Gewichtsreduktion in Gang setzt.

Als erstes sollten Sie nicht mehr einfach »irgendwie« erwachen. Sanftes Erwachen ist oberstes Gebot. Sie sind stundenlang gelegen, Ihr Blutkreislauf ist verlangsamt. Sie dürfen auf keinen Fall einfach aus dem Bett springen; dies könnte einem Schwindel- oder Schwächeanfall Vorschub leisten.

– Lassen Sie sich nicht mit »Getöse« wecken, sondern kaufen Sie sich einen Wecker mit sanftem Alarmton. Aus dem Schlaf aufschrecken ist ungesund.

– Strecken Sie sich im Bett, um Glieder und Gelenke geschmeidig zu machen. Diese vorerst sanften und allmählich kräftigeren Bewegungen regen den Kreislauf an, stimulieren das vegetative Nervensystem und machen Magen, Blase und Bauchspeicheldrüse funktionsbereit.

– Stehen Sie gemächlich auf, indem Sie zwischen Liegen und Stehen bewußt eine Pause einlegen. Setzen Sie sich einige Sekunden auf den Bettrand, bevor Sie sich erheben, und nutzen Sie diese Gelegenheit, um bewußt die erste Atemübung des Tages auszuführen.

– Begeben Sie sich danach ins Badezimmer. Machen Sie es sich zur Gewohnheit, zuerst den Mund zu spülen. Putzen Sie die Zähne, und massieren Sie das Zahnfleisch mit dem Finger, um die Speicheldrüsen anzuregen. Vergessen Sie dabei nicht die Mundhöhle, die mit besonders vielen Nerven ausgestattet ist. Diese Massage wird die Nervenzentren und somit Ihren Appetit anregen. Nach einer schlechten Nacht, üppigem Essen und Trinken am Vorabend, oder wenn Sie ein Beruhigungs- bzw. Schlafmittel genommen haben, ist diese Mundpflege besonders wichtig. Wer kennt ihn nicht, den typischen Kater, dieses unangenehme Erwachen mit ausgetrockneter Kehle, belegter Zunge und schlechtem Atem?

Auch Streß und Verdauungsstörungen können nachts zu einer erhöhten Magensäureproduktion führen.

– Nehmen Sie anschließend eine lauwarme Dusche. Zu heiße oder zu kalte Wassertemperaturen blockieren das vegetative Nervensystem (und nach einem warmen Bad würde man am liebsten wieder ins Bett steigen). Lassen Sie das Wasser zuerst über die rechte Brust (Leber), den Rücken usw. fließen. Massieren Sie den Bauch während 20 bis 30 Sekunden im Uhrzeigersinn. Wenn Sie es wagen, duschen Sie zum Schluß Arme und Beine kalt ab. Ein beleibter Körper erträgt dies natürlich besser. Trocknen Sie sich sorgfältig ab, und reiben Sie die Haut mit Ihren Händen, dem Badetuch oder einem Massagehandschuh, um den Blutkreislauf anzuregen.

Jetzt ist der ideale Zeitpunkt gekommen, um meine Gymnastikübungen zu praktizieren (siehe *Aufwärmeübungen* auf Seite 160 sowie *Die Bauchmuskelübungen zum Abnehmen* auf Seite 185). Auch zum Laufen oder für einen halbstündigen Spaziergang ist jetzt der richtige Moment. Falls Sie Ihre Kinder zur Schule fahren, tun Sie dies am besten vor dem Frühstück. Genießen Sie dieses in aller Ruhe nach Ihrer Rückkehr.

Mit oder ohne sportliche Aktivität: Sie sind jetzt wach, Ihr vegetatives Nervensystem ist betriebsbereit und der Appetit angeregt.

Frühstück – neu entdeckt

Soviel dürfte nach dem Lesen des letzten Kapitels klar geworden sein: Sie werden Ihre Einstellung zum Frühstück ändern und neue Vorlieben entwickeln. Diese Einsicht ist für eine erfolgreiche Kur grundlegend.

Beginnen Sie Ihr Frühstück in Zukunft nie mehr mit flüssigen Nahrungsmitteln wie Kaffee, Tee, Milch, Schokolade, Obst- oder Gemüsesäften **bzw. halbfesten Produkten** wie Joghurt, Quark, in Milch eingeweichten Getreideflocken usw.

Nehmen Sie als erstes etwas Festes zu sich:

– Vollkorn- oder Bauernbrot

– sowie ein Eiweißprodukt: Ei, Schinken, Hühnerbrust, Käse usw.

Am Morgen zugeführte Proteine zügeln die Lust auf Süßes.

Vier Gründe, weshalb Sie den Tag mit fester Nahrung beginnen sollten:

– Feste, gekaute Nahrung sättigt besser als flüssige.

– Bei fester Nahrung wird weniger Magensaft abgesondert als bei flüssiger.

– Feste Nahrung wirkt wie ein Filter und ein Schwamm für alles Flüssige und Halbfeste, das Sie danach zu sich nehmen.

– Flüssige oder halbfeste Nahrung auf nüchternen Magen verflüssigt den Speisebrei und wirkt aggressiv. Der Abgang des Verdauungssaftes in den Zwölffingerdarm wird durch eine zu schnelle Öffnung des Magenpförtners beschleunigt, was die Produktion von Galle und Pankreassaft im Zwölffingerdarm beeinträchtigt. Dies führt zu Darmgärung, Müdigkeit und Gewichtszunahme.

Keine Süßigkeiten auf dem Frühstückstisch

Dies mag Sie erstaunen, doch Sie werden sich sehr schnell daran gewöhnen. Es wird Ihnen um so leichter fallen, als Sie den geradezu spektakulären Erfolg dieser auf den ersten Blick radikalen Maßnahme schnell feststellen werden (innerhalb von 48 Stunden).

– Halten Sie also alle gesüßten Nahrungsmittel vom Frühstückstisch fern: Gebäck, Getreideflocken usw.

– Verzichten Sie ebenso auf Marmelade, frisches oder gekochtes Obst, eingemachte Früchte (selbst hausgemachten Kompott), Honig, Obst- und Gemüsesäfte usw. (siehe *Kleine Nahrungsmittelkunde*, Seite 246).

Das Frühstück, das die Gewichtsreduktion in Gang setzt, ist demzufolge:

– appetitanregend

– nahrhaft

– frei von Süßigkeiten und

– reich an Kohlenhydraten und Proteinen.

Das Frühstück als Startschuß zum Abnehmen

Was Sie tun sollten

– Denken Sie daran, den Tisch schon am Vorabend zu decken: Teller, Messer und Gabel für die feste Nahrung; eine Tasse für das Getränk.

– Betrachten Sie das Frühstück als eine vollwertige Mahlzeit und als Auftakt zu Ihrer Gewichtsreduktion. Je nach Tätigkeit muß es dem Organismus mindestens 25 % der benötigten Tagesenergie liefern.

– Nehmen Sie das Frühstück zwanzig bis dreißig Minuten nach dem Aufstehen zu sich, und setzen Sie sich dazu hin, auch wenn Sie außer Haus frühstücken.

Was Sie wissen sollten

– Der Zellstoffwechsel beginnt bereits am Morgen: Ihr vegetatives Nervensystem braucht nach dem Erwachen Nahrung, die es verbrennen kann. Andernfalls funktioniert es tagsüber nur verlangsamt, wodurch die Ausscheidung von Schlacken und organischen Giftstoffen behindert wird. Dies wiederum hat körperliche und geistige Müdigkeit zur Folge.

– Mit dem Frühstück können Sie Ihre biologische Uhr richten. Seine Ausgeglichenheit bestimmt den Zeitpunkt, an dem Sie im Laufe des Tages erneut Hunger verspüren werden. Mit einem sorgfältig geplanten Frühstück, das Sie in aller Ruhe genießen, unterstützen Sie die Gewichtsabnahme.

Das von mir empfohlene Frühstück setzt nicht nur die Gewichtsreduktion in Gang, sondern bewirkt oft auch unerwartete Heilungen bei rheumatischen Erkrankungen, Erschöpfungszuständen, Depressionen, Entzündungen im Nasen- und Rachenbereich, Asthma, Schuppenflechte, Allergien und Ekzemen. In vielen Fällen vermag es Herpesausschläge einzudämmen. Ich bin überzeugt, daß die Heilung einerseits auf den gestärkten Zustand der Nerven zurückzuführen ist, anderseits direkt mit der Senkung des Säuregehalts im Körper in Verbindung steht, der oft für Darmfäulnis und chronische Verdauungsstörungen verantwortlich ist.

Was Sie unterlassen sollten

– Nehmen Sie das Frühstück nicht unmittelbar nach dem Aufstehen zu sich: Ihr Organismus ist noch nicht bereit dazu.

– Frühstücken Sie nicht im Bett, in einer mehr oder weniger bequemen, leicht nach vorne gebeugten Haltung. Der so eingeengte Quermuskel verlangsamt die Magentätigkeit und schränkt die Produktion von Galle und Pankreassaft ein.

– Trinken Sie, obwohl es öfters empfohlen wird, kein Wasser auf nüchternen Magen. Das Wasser spült die während der Nacht abgesonderte Säure und Unreinheiten vom Mund in den Magen und löst eine Überproduktion von Verdauungssaft aus, obwohl der Magen noch nichts zu verdauen hat. Dies führt zu einer Gewichtszunahme ohne Nahrungsaufnahme.

Was Sie essen sollten

▶ **Brot**

Ein bis zwei Butterbrotschnitten. Wechseln Sie im Laufe der Woche ab zwischen:

- Vollkornbrot
- Getreidebrot
- Bauernbrot
- Roggenbrot

Brot sollte nicht getoastet werden, weil dies seinen Säuregehalt erhöht. Der geröstete Teil ist ebenso schädlich wie Tabak, bewirkt eine zu schnelle Öffnung des Magenpförtners und steigert den Appetit.

Probieren Sie verschiedene Brotsorten aus; nur so erfahren Sie, welche Art Brot Ihr Organismus ohne Begleiterscheinungen wie Blähungen oder Verstopfung problemlos verdaut (Ernährungsberater werden meine Ansicht teilen). Und wenn Sie »Ihr« Brot nicht beim Bäcker um die Ecke finden, müssen Sie sich wohl oder übel eine andere Bäckerei suchen.

Brot ist ein Grundnahrungsmittel mit langsam verwertbaren Kohlenhydraten, wie sie auch in Teigwaren, Reis und Grieß enthalten sind. Entgegen einer weit verbreiteten Meinung macht Brot nicht dick. Gut gekaut ist es leichtverdaulich. Von Kleie- und Weißbrot, noch warmen oder gerösteten Broten rate ich dagegen ab, weil diese schwerer verdaulich sind. Ich ziehe altbackenes Brot vor, das den Organismus nicht nur mit langsam verwertbaren Kohlenhydraten, sondern auch mit Eiweiß und Vitaminen der B-Gruppe versorgt.

Streichen Sie richtige Butter auf das Brot

Selbst wenn Sie abnehmen möchten, ist Butter (in Maßen) für den Organismus unerläßlich. Sie enthält gewisse Fettsäuren und das für die Spannkraft der Haut sowie für die Augen wertvolle Vitamin A. Meiden Sie jedoch Margarine und fettreduzierte Butter, die schwerer verdaulich sind.

Ein Butterbrot verdauen Sie problemlos, während Ihnen ein Aufstrich mit Honig, Marmelade oder Streichmasse mehr zu schaffen macht (siehe Seite 268).

▶ **Proteine**

Nehmen Sie jeden Tag ein anderes Eiweißprodukt zu sich.

Ein Ei (aus Freilandhaltung), das Sie auf verschiedene Weise zubereiten: weichgekocht, pochiert, als Rührei, Omelette oder Spiegelei. Meiden Sie hingegen gebackene und harte Eier; sie sind schwerverdaulich, weil sie vom Verdauungssaft nur mit Mühe zersetzt werden können.

Entgegen einer weit verbreiteten Annahme erhöhen zwei bis drei Eier pro Woche den Cholesterinspiegel nicht. Sie können die Eier mit Gewürzkräutern garnieren: Schnittlauch, Petersilie usw.

oder Eine Scheibe Geflügelfleisch: Hühnerbrust, Perlhuhn oder Truthahn.

oder Eine Scheibe mageren Schinken (meiden Sie geräucherten, gesalzenen Schinken sowie Wurstwaren).

oder Eine Scheibe mageren Fisch (meiden Sie geräucherten, gesalzenen sowie fritierten Fisch).

oder Ein Stück Hartkäse (halbfett): Beaufort, Comté, Emmentaler, Greyerzer.

oder Ein Stück fettarmen Ziegenkäse. Meiden Sie Frischkäse, Vollfett- oder Schimmelkäse wie Roquefort, Brie, Camembert usw. sowie alle (selbst fettreduzierten) Milchprodukte: Milch, Joghurt, Quark usw. (siehe Seite 253).

Was Sie trinken sollten

Getränke sollte man weder zu heiß noch eisgekühlt zu sich nehmen und in kleinen Schlucken und geringen Mengen erst <u>nach</u> dem Essen trinken.

Zichorienkaffee (Kaffee-Ersatz)

oder Ein Getränk auf Getreidebasis

oder Kräutertee

Meiden Sie anregende Teesorten, Schlankheits- und Abführtees sowie wilde Kräutermischungen. Wählen Sie gezielt Tee aus beruhigenden Kräutern und Blüten: Eisenkraut, Lindenblüten, Kamille usw., oder bereiten Sie ein- bis zweimal pro Woche diese von mir empfohlene Mischung zu: je ein Drittel Rosmarin, Thymian und Salbei.

Trinken Sie den Tee möglichst ungesüßt oder wenn doch, dann nur mit einem Stück Zucker.

Jede Pflanze hat ihre spezifischen Eigenschaften. Während sie – als Aufguß zubereitet – bei richtiger Anwendung heilende Wirkung zeitigen kann und dem Körper Feuchtigkeit zuführt, können bei falscher Anwendung unerwünschte Reaktionen auftreten. Wie viele Fälle von Juckreiz, Durchfall, Sodbrennen, Mineralstoffmangel, Magenschleimhautentzündungen usw. sind auf eine unsachgemäße Anwendung von Pflanzen und Kräutern zurückzuführen, nur weil deren Eigenschaften von diesem oder jenem berühmten Autor gelobt wurden!

Verzichten Sie ganz auf Milch (siehe Seite 253) und Milchprodukte (Joghurt, Quark usw.).

Während Ihrer Schlankheitskur sollten Sie prinzipiell von einem Frühstück absehen, das aus Getreideflocken und Milchprodukten besteht.

Kaffee, Milchkaffee, Schwarztee (auch mit Milch oder Zitrone) sollten von Ihrer Getränkeliste verschwinden (siehe Seite 123).

Ist Ihnen Ihr Kaffee oder Ihr Tee am Morgen heilig, und wollen Sie nicht darauf verzichten, dann trinken Sie diesen erst am Ende des Frühstücks ohne Milch bzw. Zitrone. Nehmen Sie jedoch, wenn immer möglich, jeden zweiten Tag eines der empfohlenen »Ersatzgetränke« zu sich.

Ich bin sicher, daß Sie an den Tagen ohne Kaffee oder Schwarztee einen großen Unterschied bezüglich Ihrer Verdauung und Ihrer nervlichen Verfassung feststellen werden.

Eile und Hast am Morgen ...

Falls bei Ihnen der Wecker nie rechtzeitig klingelt bzw. wenn Sie jeweils wieder einschlafen, um eine halbe Stunde zusätzlichen Schlaf zu gewinnen, beginnen Sie den Tag überstürzt und ohne Frühstück. In diesem Fall gehören Sie zweifellos zu jenen Menschen, die immer zu spät kommen und unbewußt unter Schuldgefühlen leiden. Streß und Schuldgefühle sorgen im Laufe des Tages für eine Übersäuerung des Speisebreis, was einer schnellen und stetigen Gewichtszunahme Vorschub leistet. Stehen Sie zwanzig Minuten früher auf, und alles wird sich ändern, auch Ihr Gewicht.

Wenn es Ihnen trotz bestem Vorsatz nicht gelingt, sich diese Unsitte abzugewöhnen, bereiten Sie sich einige mit Schinken, Hühnerfleisch oder Käse belegte Vollkornbrote zu, die Sie auf dem Weg zur Arbeit essen. Es sei hier noch einmal erwähnt, daß Trinken am Morgen keine Notwendigkeit ist, insbesondere nicht, wenn es sich um Kaffee, Schwarztee oder Obstsaft handelt. Kaffee oder Schwarztee auf nüchternen Magen wirken wie Gift und haben noch verheerendere Folgen, wenn sie in aller Eile getrunken werden. Können Sie nicht darauf verzichten, dann nehmen Sie sie erst dann zu sich, nachdem Sie etwas gegessen und sich entspannt haben.

Eine Empfehlung für Sportler und Schwerarbeiter

Ein ideales Frühstück, um abzunehmen und gleichzeitig in Form zu bleiben:

Eine Tasse Naturreis mit wenig Butter.

oder Ein Teller Vollkornteigwaren mit wenig Butter, evtl. mit Gewürzkräutern angereichert (Basilikum, Schnittlauch, Koriander, Petersilie). Ergänzen Sie das Menü, falls die Zeit dazu reicht, mit etwas gedämpftem Gemüse.

Die Zuckerspirale: Gewichtszunahme in jedem Alter garantiert

Ich möchte Sie auf die Gefahr einer spiralförmigen Entwicklung des Zuckerkonsums und seine katastrophalen Auswirkungen auf das Körpergewicht aufmerksam machen. Kinder essen besonders gern Süßigkeiten, und oft setzen wir sie leichtfertig oder aus Unwissenheit den Gefahren des Zuckers aus. Dies kann zu Stoffwechselstörungen und unästhetischem, manchmal sogar gefährlichem Übergewicht führen, das nicht selten in Fettleibigkeit endet. Ausgeprägt ist dieses Phänomen in den Vereinigten Staaten, wo der Zuckerkonsum außerordentlich hoch ist.

Die Zuckerspirale nimmt bereits beim Frühstück ihren Anfang: Kaffee, Tee oder Milch mit Zucker; Croissants oder Brioches, Honig, Marmelade usw.

Im Laufe des Vormittags ein flaues Gefühl im Bauch oder nach einer Aufregung: Man sucht eine Bäckerei auf oder geht in ein Café: Gebäck, Schokolade oder Schokoladenbrot (Zucker). Gesüßten Kaffee oder Tee.

Am Mittag verspürt man keinen Appetit auf die Hauptmahlzeit, keine Lust auf Eiweiß und Gemüse ...

Statt dessen nascht man weiter: Sandwich, Nachtisch (schon wieder Zucker!), dazu trinkt man ein colahaltiges Getränk, Limonade oder Obstsaft. Zum Schluß noch einen Kaffee und eine Zigarette!

Im Laufe des Nachmittags: Aufregung, Ärger, mangelnde Energie, Müdigkeit, Konzentrationsmangel.

Man kaut Kaugummi, Lakritze, Bonbons, trifft sich mit einer Freundin zum Tee und ißt dazu ein süßes Gebäck (wieder Zucker).

Am Abend fährt man beim Aperitif mit den Snacks fort: Erdnüsse, Kekse usw., später setzt man sich völlig lustlos an den Tisch, verspürt keinen Hunger, ist müde, aufgebläht usw.

Nachts leidet man unter Schweißausbrüchen, Alpträumen, Ängsten, Schlaflosigkeit ... Am nächsten Morgen ist das Aufstehen entsprechend schwierig.

Diese Beschreibung mag wie eine Karikatur wirken, doch halte ich sie keineswegs für übertrieben.

Zudem hält sie Ihnen nochmals vor Augen, wie wichtig es ist, mit einem gesunden, zuckerfreien Frühstück den Grundstein für eine geregelte Ernährung zu legen, um einer verhängnisvollen und hartnäckigen Gewichtszunahme vorzubeugen.

Kaffee oder Schwarztee: Am Morgen nicht die idealen Begleiter

Auf der Liste der säurebildenden Nahrungsmittel (siehe Seite 73) stehen Kaffee und Schwarztee an erster Stelle. Das gefällt Ihnen natürlich nicht. Ich bin mir Ihre Reaktionen gewohnt: »Mein Kaffee, mein Tee! Niemals kann ich darauf verzichten.« Das habe ich schon von so vielen Patienten gehört.

Doch Sie können beruhigt sein, es geht nicht darum, ganz auf den geheiligten Kaffee oder den unentbehrlichen Tee zu verzichten, sondern darum, diese Getränke in kleinen Mengen und sehr bewußt einzunehmen, damit sie Ihrer Gesundheit nicht schaden.

In meinen Büchern habe ich schon oft darauf hingewiesen, wie ungesund sich ein übermäßiger Tee- oder Kaffeekonsum auf den Organismus auswirkt.

Als anregende Getränke sind sie ein wirkungsvolles Mittel gegen Müdigkeit, spenden für kurze Zeit Energie und vermitteln ein Gefühl des Wohlbefindens. Doch leider können auch negative Begleiterscheinungen wie Schlaflosigkeit, Zittern und Herzklopfen auftreten. Auf die künstlich erzeugte Belebung folgt häufig eine Erschöpfung, worauf man wieder eine Tasse Kaffee oder Tee benötigt – und schon befindet man sich in einem Teufelskreis.

Schwarztee und Kaffee können für erhöhte Erregbarkeit, Angstgefühle und Aggressivität verantwortlich sein.

Sie bewirken eine Überfunktion der Drüsen, Organe und des Darms, was in Verbindung mit ihrer stark harntreibenden Wirkung zu einem beträchtlichen Verlust von Mineralstoffen und Spurenelementen über Urin und Schweiß führt.

Sie können ebenfalls Verstopfung verursachen oder Durchfall auslösen, weil sie die Darmschleimhaut reizen.

Weiter bewirken sie eine erhöhte Magensaftproduktion, was zu Sodbrennen, saurem Aufstoßen und Magenschmerzen führt, die mit der Zeit eine Magenschleimhautentzündung nach sich ziehen können.

In südlichen Ländern erhöhen diese Getränke die Körpertemperatur. Durch die sich daraus ergebende erhöhte Schweißabsonderung werden die darin enthaltenen Giftstoffe schneller ausgeschieden. Tee und Kaffee werden also in heißen Ländern besser vertragen als in gemäßigten Zonen.

Werden sie in großen Mengen konsumiert,

– erhöhen sie schleichend den Zuckerkonsum;

– lösen sie Krämpfe aus, die den Magenpförtner öffnen;

– bewirken sie eine Überproduktion von Galle und Pankreassaft, was eine Darmfunktionsstörung zur Folge haben kann;

– hemmen sie den Appetit. Dies ist ein weiterer Grund, weshalb ich von einer Einnahme auf nüchternen Magen abrate.

Schwarztee und Kaffee dürfen nie auf nüchternen Magen getrunken werden: Sie sind falsche Starthilfen.

Aus Erfahrung weiß ich, wie schwierig es ist, von heute auf morgen auf seinen Tee oder Kaffee zu verzichten. Ich bin mir bewußt, daß es sich oft um tief veran-kerte Gewohnheiten handelt.

In diesem Fall müssen Sie eine gewisse List anwen-den: Geben Sie sich mit einer halben Tasse Kaffee oder Tee nach dem Frühstück und dem Mittagessen zufrie-den. So profitieren Sie von den verdauungsfördernden und anregenden Qualitäten dieser Getränke, ohne dabei Ihrem Organismus zu schaden.

Merken Sie sich, daß Arabica-Kaffee weniger koffein-haltig ist als Robusta-Kaffee. Schwarztee sollten Sie nie länger als drei bis vier Minuten ziehen lassen, sonst steigt sein Theingehalt (entspricht dem Koffein) beträchtlich an.

Ich empfehle Ihnen auf alle Fälle, abwechselnd zu Kaffee und Tee Zichorienkaffee zu trinken. Dies ist ein natürlicher Kaffee-Ersatz, der anregend wirkt, das vegetative Nervensystem stimuliert, die Ausscheidung von Fetten beschleunigt, die Verdauung fördert und das zentrale Nervensystem beruhigt.

Neben Kräutertee ist Zichorienkaffee während der Dauer Ihrer Schlankheitskur besonders empfehlenswert.

Noch schlimmer: Milchkaffee

Die dem Kaffee beigemischte Milch verwandelt sich während der Verdauung in harte, schwerverdauliche Klümpchen. Nicht jeder Magen verträgt dies: Es können sich Unwohlsein, Übelkeit, Blähungen und Unregelmäßigkeiten im Speisebrei einstellen, die chronische Verdauungsstörungen, einen aufgeblähten Bauch und Gewichtszunahme nach sich ziehen.

Zu viele Kinder, die sich gar nicht an Milchkaffee gewöhnen sollten, übernehmen das morgendliche Ritual ihrer Eltern ...

Obst- und Gemüsesäfte

In Obst- und Gemüsesäften gehen wertvolle Nährstoffe verloren; das Fruchtfleisch und die für die Verdauung wichtigen Ballaststoffe fehlen. Für ein einziges Glas benötigt man den Saft mehrerer Früchte oder Gemüse. Kaum jemand würde wohl soviel Obst oder Gemüse auf einmal essen. **Ein Glas Saft enthält lediglich einen Bruchteil der Nährstoffe von vier bis fünf Früchten bzw. Gemüsen.**

Im Handel wird die Säure des Safts durch das Beifügen großer Zuckermengen abgeschwächt. Die Säfte sind oft sehr konzentriert und können ernsthafte Verdauungsstörungen (z. B. Tomatensaft) nach sich ziehen. Noch schlimmer: Die tägliche Einnahme von Karottensaft kann bei jemandem, der nie auch nur einen Tropfen Alkohol getrunken hat, eine Leberzirrhose hervorrufen!

Obst

Eine Frucht ist viel leichter verdaulich als Fruchtsaft. Wählen Sie je nach Saison eine reife (weniger saure) und nicht zu mehlige Frucht.

Essen Sie sie geschält am Ende der Mittagsmahlzeit. Durch sorgfältiges Kauen wird sie gut eingespeichelt, was sie leichter verdaulich macht. Die Fruchtsäure wird mit dem Mageninhalt vermischt und wirkt weniger aggressiv, weil das vegetative Nervensystem auf dem Höhepunkt seiner Aktivität ist.

Sobald Sie Ihr Idealgewicht erreicht und stabilisiert haben, können Sie auch morgens – jedoch erst nach dem Frühstück – eine Frucht essen oder einen frisch gepreßten Fruchtsaft in kleinen Schlucken trinken.

Zwischenmahlzeiten um 10 Uhr oder um 16.30 Uhr

Um abzunehmen ist es wichtig, nie heißhungrig zu sein. Deshalb empfehle ich bei großer körperlicher oder geistiger Anstrengung zusätzlich zu den drei normalen Hauptmahlzeiten eine oder zwei Zwischenverpflegungen.

Das sollte jedoch nicht zur Gewohnheit werden. Vielmehr handelt es sich um eine notwendige Maßnahme bei besonderer Verausgabung oder erhöhtem Streß.

Ein Imbiß ist ebenfalls angebracht, wenn zwischen Frühstück und Mittagessen bzw. zwischen Mittag- und Nachtessen mehr als fünf Stunden liegen. So beruhigt man den Organismus und verhindert einen plötzlichen Leistungsabfall (Hypoglykämie). Dieser wird durch die Ausschüttung von Insulin ausgelöst, das den Zuckergehalt im Blut senkt, den Säuregrad erhöht, die Darmschleimhaut angreift und ein plötzliches Schwächegefühl hervorruft.

Bei einem Anfall von Hypoglykämie sollte man Kohlenhydrate in Form von langsam verwertbaren Mehrfachzuckern, auf keinen Fall aber in Form von schnell verwertbaren Einfachzuckern wie süßem Gebäck, Honig oder Marmelade zu sich nehmen, die ein Sättigungsgefühl nur vortäuschen.

Die Wirkung der Einfachzucker ist nur von kurzer Dauer, denn sie bewirken sehr schnell eine gesteigerte Insulinproduktion. Man gerät in den Teufelskreis der Spirale des Zuckers und der gesüßten Milchprodukte (siehe Seite 122) – eine Gewichtszunahme ist garantiert.

Die Zwischenmahlzeit darf also nicht aus flüssigen oder halbfesten Milchprodukten, süßen Nahrungsmitteln oder Ersatzmahlzeiten bestehen (heute hat jede Apotheke ein großes Angebot an solchen Ersatzmahlzeiten, die Sie unbedingt meiden sollten!). Erinnern Sie sich hingegen an die Pausenbrote in Ihrer Kindheit.

Ich empfehle Ihnen folgendes:

Eine Brotschnitte mit einem Stück schwarzer Schokolade (keine gefüllte, weiße, mit Mandeln, Nüssen, Dörrfrüchten oder Milch angereicherte Schokolade, keine Schokoladenriegel).

oder Eine Brotschnitte mit einem Stück Hartkäse (halbfett)
bzw. Ziegenkäse
bzw. Hühnerbrust
bzw. einer Scheibe Schinken.

oder Eine zerdrückte Banane ohne Zuckerbeigabe (Bananen haben eine ausgeprägte basenbildende Wirkung).

Die Zwischenverpflegung ermöglicht es Ihnen, den Rhythmus der Hauptmahlzeiten einzuhalten, Ihre biologische Uhr nicht zu verstellen, der Versuchung des Naschens zu widerstehen und Heißhungerattacken vorzubeugen. Bei Angst- oder Schuldgefühlen, Frustration oder Ärger trägt sie außerdem zur Beruhigung bei.

Im Gegensatz zu anregenden Genußmitteln wie Schwarztee, Kaffee, Alkohol und Tabak oder Beruhigungsmitteln, die einzunehmen man in schwierigen Gefühlslagen versucht ist, hat die Zwischenverpflegung einen wohltuenden Einfluß. (Kaffee und Schwarztee sowie colahaltige Getränke tragen zur Verunreinigung des Verdauungsapparats bei, lösen im Darm einen Fäulnisprozeß aus und sind für Schlafstörungen und Gewichtszunahme verantwortlich.)

Ich erachte die Zwischenmahlzeit während des Abnehmens als etwas sehr Sinnvolles, sofern daraus keine Gewohnheit wird. All diejenigen, die keine körperliche oder geistige Höchstleistung erbringen müssen, die von Streß, Aufregung und großen Enttäuschungen verschont bleiben, sollten sich dagegen strikte an die drei Hauptmahlzeiten halten.

Das Mittagessen

Sowohl zu Hause als auch außerhalb (Restaurant, Café, Kantine usw.) sollten Sie auf ausgewogene Mahlzeiten achten und sich stets die Liste der basen- und säurebildenden Nahrungsmittel bzw. Ersatznahrungsmittel vor Augen halten (siehe Seiten 70 bis 73).

Ziehen Sie die Qualität der Quantität (zu reichhaltig, zu süß, zu fett) vor, und sorgen Sie im Rahmen des Möglichen für eine abwechslungsreiche Ernährung. So erhält Ihr Organismus alles, was er braucht, und scheidet besser aus.

Lassen Sie sich, wenn Sie selbst kochen, von den Menüvorschlägen (Seite 212) und den Rezepten (Seite 223) von Florence inspirieren.

Beachten Sie außerdem meine kleine Nahrungsmittelkunde (Seite 246).

Ich bin strikte gegen:

– jegliche Art von Ersatzmahlzeiten auf Milchbasis, die in Apotheken und Reformhäusern erhältlich sind;

– alle Monodiäten, die nur eine einzige Nahrungsmittelkategorie zulassen und daher eine Über- oder Unterproduktion von Verdauungssaft zur Folge haben.

Diese Ersatzmahlzeiten und Diäten führen schnell zu einer ungenügenden Aufnahme von Nährstoffen, behindern den Ausscheidungsprozeß von Schlacken- und Giftstoffen und sind im Endeffekt immer von einer Gewichtszunahme begleitet, auch wenn man anfangs einige Pfunde abnimmt.

Wie jede Mahlzeit sollte auch das Mittagessen mit fester Nahrung beginnen.

Meiden Sie alle alkoholischen, kohlensäurehaltigen oder aus Obst oder Gemüse hergestellten Aperitifgetränke und die dazugehörigen Appetitanreger wie Kekse, Nüsse, Mandeln, Dörrfrüchte usw.

Trinken Sie nie Alkohol auf nüchternen Magen.

Auf keinen Fall dürfen Sie verschiedene alkoholische Getränke mischen (z. B. Champagner, Weiß- und Rotwein; siehe *Weine und andere alkoholische Getränke*, Seite 249).

Sobald Sie am Tisch sitzen und mit dem Essen begonnen haben, können Sie auch trinken: einerseits ein Glas Wein nach Wahl (dieser hat eine verdauungsregulierende Wirkung); anderseits ein Glas Mineralwasser (nicht mehr), das Sie in kleinen Schlucken trinken (siehe

Seite 247). Meiden Sie saure, verschnittene Weine (im Handel sind ausgezeichnete Weine für 7 bis 10 DM erhältlich).

Jede Mahlzeit muß Kohlenhydrate, Proteine und Lipide (Fette) enthalten

Der Hauptbestandteil Ihres Mittagessens sollte entweder aus Kohlenhydraten oder Proteinen bestehen.

Je nach getroffener Wahl ergänzen Sie Ihre Mahlzeit mit:

Kohlenhydraten in geringer Menge

oder Proteinen in geringer Menge

Wenig Lipiden

Gekochtem Gemüse

oder Rohkost

Setzen Sie das Schwergewicht abwechselnd auf ein anderes Grundnahrungsmittel

Je nach Lust und Angebot auf der Speisekarte setzen Sie das Schwergewicht an einem Tag auf Proteine, am nächsten auf Kohlenhydrate.

Wenn Ihre Mahlzeit hauptsächlich aus Kohlenhydraten besteht, sollte die Beilage vor allem Proteine enthalten – und umgekehrt.

Kohlenhydrate (langsam verwertbare Mehrfachzucker) eignen sich ausgezeichnet für das Mittagessen, da sie die nötige Energie für den Nachmittag liefern. Zudem werden Sie abends weniger Hunger haben und sich mit einer leichteren Mahlzeit begnügen können. Legen Sie das Schwergewicht beim Nachtessen auf Proteine, die Ihnen einen guten Schlaf sichern.

■ *Erstes Beispiel*

Grundlage: Kohlenhydrate nach Belieben, zum Beispiel Teigwaren, Reis oder Kartoffeln.

UND

– Proteine in geringer Menge: Fisch, Geflügel, weißes Fleisch oder magerer Schinken

UND

– ein gekochtes oder rohes Gemüse, das Sie während oder am Ende der Mahlzeit essen, oder ein grüner Salat

UND

– ein nußgroßes Stück Butter für das Gemüse oder wenig kaltgepreßtes Öl für den Salat

UND

– Gewürzkräuter nach Belieben.

■ *Zweites Beispiel*

Grundlage: Proteine nach Belieben, zum Beispiel Fisch, Geflügel, weißes oder rotes Fleisch.

UND

– Kohlenhydrate in geringer Menge: eine Scheibe Brot oder eine Kartoffel, zwei bis drei Eßlöffel Reis bzw. Teigwaren

UND

– ein gekochtes oder rohes Gemüse, das Sie während oder am Ende der Mahlzeit essen, oder ein grüner Salat

UND

– ein nußgroßes Stück Butter für das Gemüse oder wenig kaltgepreßtes Öl für den Salat

UND

– Gewürzkräuter nach Belieben.

*
* *

Verzichten Sie auf Milch und Milchprodukte wie Joghurt, Quark usw. (siehe Seite 253) sowie auf Käse; der für das Frühstück reserviert ist. Ich betone es immer wieder: Käse am Ende einer Mahlzeit kommt einer *zweiten Mahlzeit* gleich!

Gönnen Sie sich einen Nachtisch

Lassen Sie dabei aber Vernunft walten. Meiden Sie alle Süßspeisen auf der Basis von Weißmehl (auch hausgemachtes Gebäck) und Nachtische mit Sahne, Zucker, Milch oder Alkohol.

Wählen Sie:

– Eine reife Saisonfrucht (reife Früchte haben einen geringeren Säuregehalt), die Sie schälen und langsam kauen.

– Einen Fruchtsalat ohne Birne (schwerverdaulich), ohne Beigabe von Alkohol oder Zucker.

– Ein Sorbet ohne Zugaben wie Schlagsahne, Marmelade, Sirup, Dörrfrüchte, Krokant, bunte und gezuckerte Streusel jeglicher Art.

– Eine hausgemachte Mousse au chocolat ohne Zucker und Mehl (siehe Rezept auf Seite 239).

– Einen Buchweizen-Crêpe (siehe Rezept auf Seite 238), unter der Bedingung, daß Sie an diesem Tag während der gleichen Mahlzeit auf andere Kohlenhydrate verzichten.

Nach dem Mittagessen

So können Sie die Verdauung unterstützen:

– Falls Sie zu Hause gegessen haben, spülen Sie am besten als erstes das Geschirr und räumen die Küche auf.

– Halten Sie Hände und Unterarme während zwei bis drei Minuten unter fließendes lauwarmes, nicht aber kaltes Wasser, das die Verdauung behindern würde.

– Putzen Sie die Zähne, selbst wenn Sie keine Zahnpaste dabei haben (eine Zahnbürste findet problemlos in einer Handtasche oder einem Aktenkoffer Platz). Dies regt erneut die Speicheldrüsen an; der Speichel beschleunigt den Verdauungsprozeß, den Sie mit dem Zähneputzen in Gang setzen. Speisereste zwischen den Zähnen bewirken eine unmerkliche Übersäuerung des Speichels und erschweren die Verdauung.

– Vermeiden Sie es, sich hinzulegen oder in einem Lehnstuhl einzuschlummern.

– Machen Sie einen zehn- bis dreißigminütigen Spaziergang.

– Unmittelbar nach dem Mittagessen sollten Sie keinen intensiven Sport betreiben (Springen, Laufen, Gymnastik usw.). Warten Sie mindestens zwei, bei sehr intensiven Sportarten drei Stunden (siehe Schlüssel Nr. 5 *Stärken Sie Ihr Herz* und Nr. 6 *Kräftigen Sie Ihre Bauchmuskulatur*).

Das Abendessen

Nehmen Sie das Abendessen früh ein, das heißt ungefähr zweieinhalb Stunden, bevor Sie zu Bett gehen. Diese Zeit ist notwendig für eine einwandfreie Verdauung. Die Nahrung muß den Magen bereits verlassen haben und im Zwölffingerdarm verwertet worden sein, wenn Sie sich hinlegen und einschlafen. Wenn Sie sich um 22 Uhr schlafen legen, essen Sie spätestens um 19.30 Uhr. Wenn Sie sich erst um Mitternacht hinlegen, essen Sie gegen 21.30 Uhr.

Meiden Sie abends Suppen und Kraftbrühen. Sie verflüssigen den Speisebrei und beschleunigen den Abgang von Verdauungssaft in den Darm. Oft werden sie zu heiß gegessen, verursachen Blähungen, Luftschlucken und eine träge Verdauung. Viele meiner Patienten konnten einen ruhigeren Schlaf gewinnen, wenn sie während der Schlankheitskur auf Suppen und Brühen verzichteten. Suppen dehnen den Magen aus und führen zu einer Gewichtszunahme: man fühlt sich nicht richtig satt und ist versucht, größere Mengen zu essen. Später leidet man unter Blähungen und Darmgasen.

Außerdem werden Suppen oft im voraus für mehrere Tage zubereitet. Wie Gemüse, das sofort nach dem Kochen gegessen werden sollte, oxidiert Suppe, sobald sie mit Sauerstoff in Berührung kommt, was zur Bildung von Säuren und Giftstoffen führt.

Dasselbe gilt auch für Fleischbrühen (selbst abgefettet), die oft für den nächsten Tag aufbewahrt werden.

Ihr Abendessen setzt sich wie das Mittagessen zusammen, sollte aber leichter sein.

Sie beginnen wie immer mit fester Nahrung.

Der Hauptbestandteil Ihrer Abendmahlzeit sollte entweder aus Kohlenhydraten oder Proteinen bestehen.

Meiden Sie abends rotes Fleisch, das anregend wirkt, sowie Eier. Wissenswert ist außerdem, daß Proteine die Aminosäure Tryptophan enthalten, aus der der Organismus das schlaffördernde Hormon Serotonin herstellt.

■ *Beispiel:*

Grundlage: Proteine nach Belieben, zum Beispiel Fisch, Geflügel oder weißes Fleisch.

UND

– Kohlenhydrate in geringer Menge: drei Eßlöffel Teigwaren oder Reis, eine halbe Kartoffel usw.

UND

– ein gekochtes Gemüse (während oder am Ende der Mahlzeit) oder ein grüner Salat

UND

– ein nußgroßes Stück Butter für das Gemüse oder kaltgepreßtes Olivenöl für den Salat

UND

– frische Gewürzkräuter nach Belieben.

Alle Arten von Mayonnaise, Sahne und schwerverdauliche Saucen (z. B. mit Alkohol oder Mehl angereichert) sind wegzulassen.

Wenn Sie Durst haben, trinken Sie während der Mahlzeit:

– ein Glas Rotwein (fördert den Schlaf, sofern er ist nicht sauer ist).

– etwas Mineralwasser (nicht zuviel, damit Sie nachts nicht aufstehen müssen).

Damit können Sie Ihr Abendessen beenden.

Wenn Sie auf den Nachtisch nicht verzichten können, wählen Sie:

Hausgemachten Kompott, den Sie kurz zuvor zubereitet haben und warm oder lauwarm essen (niemals kalt, da er sonst zu sauer ist und die Verdauung hemmt).

oder Eine reife Saisonfrucht, die Sie schälen und langsam kauen (Äpfel sind verdauungsfördernd).

oder Ein Sorbet ohne Sahne oder Sirup.

oder Eine Mousse au chocolat.

Meiden Sie:

– Kaffee oder Schwarztee am Abend (anregende Getränke). Ich empfehle Ihnen eine halbe Tasse beruhigenden Tee: Eisenkraut, Lindenblüte, Kamille oder Orangenblüte.

– Abführ- oder Schlankheitstees, die angeblich den Darmdurchlauf verbessern und einer Verstopfung entgegenwirken. Mit dieser Art Tee erzielt man oft das Gegenteil der gewünschten Wirkung, da sich die Darmschleimheit entzünden kann. Meistens funktioniert der Darmdurchlauf bereits durch das Weglassen dieser Tees wieder einwandfrei.

– warme, mit Zucker oder Honig gesüßte Milch, deren beruhigenden Eigenschaften zwar gepriesen werden, die jedoch eine Gewichtszunahme fördert!

– Genußmittel wie Rauchwaren und Schnäpse.

Nach dem Abendessen

So können Sie den Verdauungsvorgang unterstützen und sich auf einen erholsamen Schlaf vorbereiten:

– Wenn Sie zu Hause gegessen haben, spülen Sie zuerst das Geschirr und decken den Tisch für das Frühstück am nächsten Tag.

– Legen Sie sich nach Möglichkeit nicht hin, dies würde die Verdauung verlangsamen.

– Baden Sie Hände und Unterarme während zwei bis drei Minuten in lauwarmem, nicht aber kaltem Wasser.

– Putzen Sie die Zähne, und massieren Sie – wie schon morgens – das Zahnfleisch.

– Gehen Sie einer erholsamen Beschäftigung nach: Basteln, Lesen, Sticken usw.

– Nach der Mahlzeit sind Kräftigungs- oder Bauchmuskelübungen nicht empfehlenswert.

– Gehen Sie eine halbe Stunde spazieren (auf gutes Schuhwerk achten).

– Anstelle eines Spaziergangs können Sie auch meine Entspannungsatmung und meine Entspannungsübung (siehe Seite 142) praktizieren.

Bevor Sie zu Bett gehen

– Unmittelbar bevor Sie sich hinlegen, duschen Sie Arme und Beine zuerst mit lauwarmem, dann mit kaltem

Wasser ab. Das kalte Wasser senkt die Körpertemperatur und fördert den Schlaf.

– Schalten Sie die Heizung aus, und lüften Sie das Zimmer. Bei zu hohen Temperaturen schwitzen Sie nachts und erwachen. Zögern Sie nicht, Arme und Beine erneut zuerst lauwarm, dann kalt abzuduschen, falls Sie trotzdem schweißgebadet aufwachen.

– Ein guter Schlaf verhindert nächtliche Ausflüge zum Kühlschrank.

Erholsamer Schlaf ist eine Voraussetzung zum Abnehmen

Guter Schlaf ist ein wesentlicher Entspannungsfaktor und spielt somit eine entscheidende Rolle beim Abnehmen. Sehr oft besteht zwischen Übergewicht und Schlaflosigkeit, unruhigem Schlaf oder Schlafsucht ein Zusammenhang. Ohne regelmäßigen und wirklich regenerierenden Schlaf ist es schwierig, abzunehmen und schlank zu bleiben.

Schlafstörungen können drei Ursachen haben:

Psychische Ursachen: Bei großer innerer Anspannung, Streß, Überbelastung, Angst usw. sondern die Nebennieren vermehrt Adrenalin ab, das uns im Wachzustand hält. Diese Art Schlaflosigkeit kann vorübergehend sein oder chronisch werden. Die Mehrheit meiner Patienten konnte durch die regelmäßige Anwendung meiner Entspannungsatmung wieder zu einem regenerierenden Schlaf finden.

Physische Ursachen: Verdauungsstörungen (ausgedehnter Magen) aufgrund üppigen Essens, Unverträglichkeit eines Nahrungsmittels oder Mißbrauch von Alkohol, anregenden Getränken oder Vitaminen; Krämpfe und Muskelkater infolge einer körperlichen Überbelastung; übermäßige geistige Anstrengung (nach einer hitzigen Diskussion beispielsweise benötigt das Gehirn eine gewisse Zeit, um sich »abzukühlen«).

Äußere Ursachen: Lärmige Umgebung, zu heiße oder zu kühle Temperaturen, hohe Luftfeuchtigkeit, Umweltverschmutzung usw.

Seien Sie sich bewußt, daß die Vorbereitung auf einen guten Schlaf bereits morgens beim Aufstehen beginnt: mit einem nahrhaften Frühstück ohne anregende Getränke. Stellen Sie Ihre Eßgewohnheiten und Lebensweise ernsthaft in Frage, und ändern Sie diese wenn nötig. In Verbindung mit meiner Entspannungsatmung und einer positiven Einstellung finden Sie schließlich zu einem gesunden Schlaf.

Meine Entspannungsatmung ermöglicht es in den allermeisten Fällen, einen erholsamen Schlaf zurückzugewinnen. Wenn Sie mir vertrauen, können Sie die Dosis allfälliger Beruhigungsmittel, die Ihren Organismus belasten, ab sofort verringern. Mit der Zeit werden Sie ganz darauf verzichten können. All meine Patienten, die auf die Einnahme solcher Medikamente verzichteten, nahmen ab.

Meine Entspannungsübung

Beruhigung – Entspannung – Wohlbefinden

Knien Sie sich auf einer weichen Unterlage hin, setzen Sie sich auf die Fersen, und legen Sie die Hände mit den Handflächen nach unten neben den Knien flach auf den Boden. Der Rücken ist gerade.

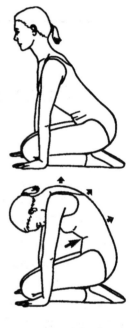

Atmen Sie langsam durch die Nase ein, während Sie bis fünf zählen.

Während Sie langsam durch die Nase wieder ausatmen und dabei bis sieben zählen, lassen Sie das Kinn sanft auf die Brust fallen. Gleichzeitig machen Sie einen runden Rücken (Katzenbuckel) und ziehen den Bauch ein.

Wiederholen Sie diese Übung in einem gemächlichen Rhythmus fünf- bis siebenmal. Denken Sie daran, daß es sich um eine Entspannungsübung und nicht um Gymnastik handelt.

Das Ziel dieser Bewegung liegt darin, das zentrale und das vegetative Nervensystem zu entspannen und in Einklang zu bringen. Sie können die Übung vor dem Einschlafen, aber auch tagsüber machen, wenn Sie sich gestreßt, nervös oder ängstlich fühlen. Gleichzeitig lockern und stärken Sie damit Ihren Rücken.

BILANZ

2

Bilanz der zweiten Woche

Vor zwei Wochen haben Sie meine Methode zum Abnehmen in Angriff genommen.

Mit großer Wahrscheinlichkeit haben Sie inzwischen ein bis drei Kilo abgenommen. Ihr Organismus spricht allmählich auf Ihre neuen Gewohnheiten an: Blut und Zellen sind mit weniger organischen Giftstoffen belastet; Drüsen, innere Organe, Blutkreislauf sowie Stoffwechsel funktionieren besser. Bei manchen Menschen kann diese Entschlackung leichte Müdigkeit hervorrufen, aber es handelt sich um eine gesunde Müdigkeit, vergleichbar mit dem Gefühl nach einer sportlichen Tätigkeit. Bei anderen wiederum macht sich der neue Lebenswandel durch einen Energieschub, ein Gefühl der Leichtigkeit, einen erholsameren Schlaf sowie seelische Ausgeglichenheit bemerkbar.

– Wenn Sie die zwei bis drei Kilo abgenommen haben, die Sie abnehmen wollten, dann besteht der nächste Schritt darin, dieses neue »Wohlfühlgewicht« zu stabilisieren.

Dies ist nicht selbstverständlich. Die folgenden Schlüssel verraten Ihnen, wie Sie Ihr Gewicht in dieser heiklen Übergangsphase stabilisieren können.

– Wenn Sie noch immer übergewichtig sind:

• Halten Sie sich vor Augen, wieviel Sie noch abnehmen möchten.

• Berücksichtigen Sie die Anzahl Jahre, während derer sich dieses Übergewicht gebildet hat.

Da Sie wissen, daß Sie während der gesamten Dauer der Gewichtsabnahme nicht mehr als vier bis fünf Kilo pro Monat verlieren sollten, kennen Sie die Strecke, die noch vor Ihnen liegt (siehe Tabelle auf Seite 146).

Ich gebe Ihnen hier einige Beispiele:

Herr X oder Frau Y haben in einem Jahr vier Kilo zugenommen. Sie benötigen einen Monat, um dieses Übergewicht abzunehmen, und einen weiteren Monat, um das neue Gewicht zu stabilisieren. Sie müssen meine Ratschläge also während mindestens zwei Monaten befolgen.

Herr X oder Frau Y haben in zehn Jahren vier Kilo zugenommen. Sie benötigen einen Monat, um dieses Übergewicht abzunehmen, sowie neun bis zwölf Monate, um das neue Gewicht zu stabilisieren.

Bei dem Übergewicht, das Sie sich im Laufe von zehn Jahren zugelegt haben, betrachte ich den Zeitraum von rund einem Jahr, das heißt einem Zehntel der Übergewichtszeit, als kritische Phase.

Herr X oder Frau Y haben in zwanzig Jahren zwölf Kilo zugenommen. Sie benötigen also drei Monate, um dieses Übergewicht abzunehmen (vier Kilo pro Monat). Die Stabilisierungsphase, während der sie ihr Gewicht überwachen müssen, wird sich auf achtzehn Monate bis zwei Jahre erstrecken.

Frau Y nimmt während ihrer Schwangerschaft 16 Kilo zu. Vier Monate nach der Geburt dürfte sie ihr ursprüngliches Gewicht wieder erreicht haben. Einen weiteren Monat benötigt sie, um es zu stabilisieren.

Je »älter« Ihr Übergewicht ist, desto tiefer ist es verankert und desto mehr Geduld und Ausdauer ist notwendig, um es wieder loszuwerden.

Sie müssen weitermachen! Mit meinen beiden folgenden Schlüsseln, *Stärken Sie Ihr Herz* und *Kräftigen Sie Ihre Bauchmuskulatur*, werde ich Sie dabei unterstützen.

Achtung! Manchmal setzt der Prozeß der Gewichtsabnahme erst nach zwei bis drei (manchmal noch mehr) Wochen ein.

Lassen Sie sich auf keinen Fall entmutigen.

Vielleicht haben Sie bereits einige Diäten hinter sich, die Ihren Organismus stark beansprucht haben. Oder Sie haben es bereits mit Appetitzüglern, Ersatzmahlzeiten, Abführmitteln oder noch radikaleren Methoden (Behandlungen mit Schilddrüsenextrakten, Antidepressiva usw.) versucht. Eine Gewichtsreduktion wird sich in diesen Fällen langsamer und stufenweise einstellen.

Das Übergewicht besteht seit	Dauer der	Angestrebter Gewichtsverlust						
		2-3 kg	3-5 kg	5-8 kg	8-12 kg	12-16 kg	16-20 kg	20-25 kg
1 bis 3 Monaten	Gewichtsabnahme	2 Wochen	1 Monat	2 Monate				
	Stabilisierung	1 Monat	− − − →	− − − →				
6 Monaten	Gewichtsabnahme	2 Wochen	→ − ↗ +	→ − − +	3 Monate			
	Stabilisierung	1 Monat			− − − →			
8 Monaten	Gewichtsabnahme	2 Wochen	→ − ↗ +	→ − − +	→ − − +	4 Monate		
	Stabilisierung	1 Monat				− − − →		
1 Jahr	Gewichtsabnahme	2 Wochen	→ − ↗ +	→ − − +	→ − − +	→ − − +	5 Monate	
	Stabilisierung	2 Monate					− − − →	
2 Jahren	Gewichtsabnahme	2 Wochen	→ − ↗ +	→ − − +	→ − − +	→ − − +	→ − − +	6 Monate
	Stabilisierung	3 Monate						− − − →
3 Jahren	Gewichtsabnahme	2 Wochen	→ − ↗ +	→ − − +	→ − − +	→ − − +	→ − − +	→ − − +
	Stabilisierung	4 Monate						
4 Jahren	Gewichtsabnahme	2 Wochen	→ − ↗ +	→ − − +	→ − − +	→ − − +	→ − − +	→ − − +
	Stabilisierung	6 Monate						
5 Jahren	Gewichtsabnahme	2 Wochen	→ − ↗ +	→ − − +	→ − − +	→ − − +	→ − − +	→ − − +
	Stabilisierung	7 Monate						
6 Jahren	Gewichtsabnahme	2 Wochen	→ − ↗ +	→ − − +	→ − − +	→ − − +	→ − − +	→ − − +
	Stabilisierung	8 Monate						

Das Übergewicht besteht seit	Dauer der		2-3 kg	3-5 kg	5-8 kg	8-12 kg	12-16 kg	16-20 kg	20-25 kg
						Angestrebter Gewichtsverlust			
7 Jahren	Gewichtsabnahme	2 Wochen	→+	→+ −	→+ −	→+ −	→+ −	→+ −	→+ −
	Stabilisierung	9 Monate							
8 Jahren	Gewichtsabnahme	2 Wochen	→+	→+ −	→+ −	→+ −	→+ −	→+ −	→+ −
	Stabilisierung	10 Monate							
9 Jahren	Gewichtsabnahme	2 Wochen	→+	→+ −	→+ −	→+ −	→+ −	→+ −	→+ −
	Stabilisierung	11 Monate							
10 Jahren	Gewichtsabnahme	2 Wochen	→+	→+ −	→+ −	→+ −	→+ −	→+ −	→+ −
	Stabilisierung	1 Jahr							
15 Jahren	Gewichtsabnahme	2 Wochen	→+	→+ −	→+ −	→+ −	→+ −	→+ −	→+ −
	Stabilisierung	18 Monate							
20 Jahren	Gewichtsabnahme	2 Wochen	→+	→+ −	→+ −	→+ −	→+ −	→+ −	→+ −
	Stabilisierung	2 Jahre							
25 Jahren	Gewichtsabnahme	2 Wochen	→+	→+ −	→+ −	→+ −	→+ −	→+ −	→+ −
	Stabilisierung	30 Monate							
30 Jahren	Gewichtsabnahme	2 Wochen	→+	→+ −	→+ −	→+ −	→+ −	→+ −	→+ −
	Stabilisierung	3 Jahre							

Werden Sie Ihr eigener Ernährungsberater (2. Woche)

DAS KLEINE HEFT

Zu den Informationen, die Sie im Anschluß an die ersten beiden Schlüssel in Ihrem Heft festgehalten haben, kommen nun alle Angaben zu den Nahrungsmitteln, Mahlzeiten und Ihren Reaktionen auf die neue Ernährungsweise hinzu (dritter und vierter Schlüssel).

■ *Die Zusammensetzung der Mahlzeiten*

Schreiben Sie jeden Tag auf, was Sie bei jeder Mahlzeit gegessen haben:

– In welcher Reihenfolge und welcher Menge?

– Was und wieviel haben Sie bei Tisch getrunken?

– Haben Sie am Tisch geraucht?

Schlagen Sie die Seite 71 (Tabelle 1) auf, und unterstreichen Sie alle säurehaltigen und säurebildenden Nahrungsmittel und Getränke, die Sie konsumiert haben.

Bestimmen Sie anhand der Tabelle 3 auf Seite 73 die Ersatznahrungsmittel und -getränke Ihres Geschmacks, denen Sie fortan bis zur Stabilisierung Ihres Idealgewichts den Vorzug geben werden.

Notieren Sie auch die sauren oder säurebildenden Nahrungsmittel und Getränke, auf die Sie nicht verzichten können.

– Versuchen Sie, deren Menge zu verringern, und halten Sie dies in Ihrem Heft fest.

– Versuchen Sie, diese Nahrungsmittel und Getränke immer seltener zu konsumieren, und bringen Sie auch diese Absicht zu Papier.

■ *Ihre Reaktionen*

Notieren Sie in Ihrem Heft, wie Sie sich fühlen, wenn Sie den Tisch verlassen:

– Fühlen Sie sich schwer?

– Sind Sie satt oder noch hungrig?

Schreiben Sie auf, wie Sie sich eine halbe Stunde später fühlen:

– Sind Sie erschöpft, läßt Ihre Konzentration nach?

– Verspüren Sie Sodbrennen, Übelkeit oder Brechreiz?

– Leiden Sie unter Bauchschmerzen, Krämpfen, Blähungen oder Luftschlucken?

– Ist Ihr Mund ausgetrocknet?

Schreiben Sie auf, wie es Ihnen drei Stunden später ergeht. Prüfen Sie, ob die Symptome zwei, drei Stunden nach dem Essen noch dieselben sind, und stellen Sie sich zusätzlich diese Fragen:

– Haben Sie das Bedürfnis zu schlafen?

– Leiden Sie unter Kopfschmerzen?

– Sind Sie erschöpft?

Achten Sie auch auf Ihre seelische Verfassung, und halten Sie diese schriftlich fest: Es kann spannend und lehrreich sein, den Zusammenhang zwischen Ihrer Ernährung und Ihren psychologischen Reaktionen aufzudecken.

Seien Sie aufmerksam, und Sie werden sehen, daß Ihnen gewisse Nahrungsmittel Elan schenken, während andere Ihre intellektuellen Fähigkeiten herabsetzen und Sie deprimieren, weil sie Ihnen weniger gut bekommen.

Falls Sie Ihre Mahlzeiten noch immer zu hastig und zu unregelmäßigen Zeiten zu sich nehmen, brauchen Sie die Ursachen Ihrer Beschwerden nicht länger zu suchen ...

Wenn Sie in aller Ruhe essen und trotzdem unter verschiedenen Beschwerden leiden, gibt Ihnen das Ernährungstagebuch eine ausgezeichnete Möglichkeit, sich besser kennenzulernen.

So können Sie zum Beispiel feststellen, daß Sie eine halbe Tomate oder eine halbe Artischocke gut verdauen, während Ihnen eine ganze Tomate bzw. Artischocke schwer aufliegt. Sie werden herausfinden, ob Sie Vollkornbrot besser vertragen als Bauernbrot, und erfahren, ob Ihnen ein Stück Obst am Ende einer Mahlzeit gut oder schlecht bekommt.

Gestützt auf diese Informationen werden Sie zu Ihrem eigenen Ernährungsberater und schöpfen aus einer kontrollierten Ernährung Kraft und Schwung, ohne dabei zuzunehmen.

Übertragen Sie die Tabelle, auf der Sie die pH-Werte Ihres Urins festhalten (Seite 69), in Ihr Heft. So können Sie Ihre Ergebnisse eintragen und vergleichen.

Bei einem erhöhten Säuregrad können Sie die Ursache problemlos feststellen und die entsprechende Umstellungen in Ihrer Ernährung vornehmen.

Stärken Sie Ihr Herz

- *Ausdauersport – was ist das?*
- *Wie betreibt man eine Ausdauersportart?*
- *Aufwärmeübungen*
- *Wählen Sie die richtige Sportart*
- *Überwachen Sie Ihre Herzschläge*
- *Jedem Rückenwirbel entspricht ein Organ*

Stärken Sie
Ihr Herz

Es ist unmöglich, abzunehmen und schlank zu bleiben, wenn das Herz-Kreislaufsystem nicht einwandfrei funktioniert. Umgekehrt ist es selten, daß das Herz bei ständigem Über- oder Untergewicht die volle Leistung erbringt. In meiner Praxis ist mir immer wieder aufgefallen, wie wenig die gegenseitige Beeinflussung von Herz und Gewicht im Bewußtsein meiner Patienten verankert war.

Bei allen, die meine Methode befolgt haben, stellte sich nach Anwendung der ersten Schlüssel dieses Buches (Entspannungsatmung, Umstellung des Eßverhaltens) gleichzeitig ein Gewichtsverlust und in fast allen Fällen eine Verbesserung des Herz-Kreislaufsystems, eine Regulierung des Blutdrucks sowie eine in jeder Hinsicht bessere Blutzirkulation ein.

Eine Gewichtsreduktion ist nicht möglich, wenn das Herz nicht seine beste Leistung erbringt. Das eine ist untrennbar mit dem anderen verbunden.

Doch es ist noch mehr möglich. Die positiven Auswirkungen meiner Methode können noch gesteigert und gefestigt werden.

Das Rezept ist einfach: Ich schlage Ihnen vor, zwei- bis dreimal wöchentlich an die frische Luft zu gehen, richtig durchzuatmen und mit der Natur in Kontakt zu sein, indem Sie mit Freude, entspannt und maßvoll einem Ausdauersport nachgehen.

Ausdauersport – was ist das?

Es handelt sich um einen tempoarmen Sport oder eine maßvolle körperliche Betätigung, die auf einem konstanten Herzrhythmus beruht und mühelos während mindestens dreißig Minuten ausgeübt wird.

Beispiele: Gehen, Laufen, Radfahren oder Schwimmen. Abzuraten ist von allen Sportarten, bei denen der Herzrhythmus durch jähe Beschleunigung oder Verlangsamung starken Schwankungen unterliegt (Tennis, Squash, Gymnastik, Aerobic, Fußball, Rugby, Kampfsportarten usw.).

Generell und um das Abnehmen zu unterstützen, sollte ein Ausdauersport nicht bis zur Atemlosigkeit betrieben werden und am nächsten Tag keine Spuren wie Müdigkeit und Muskelkater hinterlassen.

Während der körperliche Betätigung werden dieselben Hormone des Wohlbefindens produziert, die auch während der Entspannungsatmung entstehen.

Das Praktizieren einer Ausdauersportart ist der Schlüssel zum körperlichen und seelischen Gleichgewicht.

– Das Herz-Kreislaufsystem wird gestärkt und die Blutzirkulation verbessert.

– Der Brustkasten weitet sich und ermöglicht eine freiere Atmung.

– Das Nervensystem beruhigt sich: Nervosität, Beklemmungen, Schüchternheit und Angst vor Niederlagen weichen einer gesteigerten Energie.

– Der gesamte Organismus wird gestärkt und ist widerstandsfähiger gegenüber Krankheiten.

– Dank einem stärkeren Willen, einer besseren Selbstbeherrschung und einer gesteigerten Vitalität kann das Wohlfühlgewicht ein Leben lang aufrechterhalten werden.

Für welche Sportart Sie sich auch immer entscheiden: Sie werden bei dieser Gelegenheit – und dies ist wichtig für die Wahrung Ihres Idealgewichts – in jedem Fall auch Ihre Rückenmuskulatur sowie das neuromuskuläre System stärken.

*
* *

Nur mit einem gesunden Rücken ist eine einwandfreie Herztätigkeit gewährleistet. Ich habe in meinen Büchern – insbesondere in *Plus jamais mal au dos* – häufig darauf hingewiesen: Die Wirbelsäule ist die Achse des Wohlbefindens. Eine einwandfreie Herztätigkeit setzt voraus, daß die Brustwirbel weder blockiert noch einem Druck ausgesetzt sind. Die Wirbelgelenke müssen so beweglich sein, daß sich der Brustkasten öffnen und der Lunge Raum verschaffen kann. Ein gut funktionierendes Herz steht also in direktem Zusammenhang mit dem Zustand Ihrer Wirbelsäule und einem geraden, unverspannten Rücken. Hals-, Brust- und Lendenwirbel sind untrennbar miteinander verbunden und werden in ihrer Gesamtheit beeinträchtigt, wenn nur ein einzelner Wirbel blockiert ist. Achten Sie also auf eine korrekte Haltung. Ein gerader Rücken beim Gehen oder Laufen massiert gleichzeitig den Bauch, was einer Gewichtsabnahme sehr entgegenkommt.

Es ist einfach und unerläßlich, die Rückenhaltung periodisch kontrollieren zu lassen. Ich erachte es als äußerst wichtig, daß solche Untersuchungen bzw. vorbeugende Maßnahmen für eine gesunde Wirbelsäule bereits in der Schule stattfinden.

Die hier besprochenen und empfohlenen sportlichen Aktivitäten werden sich positiv auf die gesamte Muskulatur auswirken und somit den Prozeß des Abnehmens beschleunigen. Wenn Ihre Muskeln einwandfrei arbeiten, kann sich kein Fett ablagern. Ein tadellos funktionierender Muskel zehrt die Fettreserven auf. Aus diesem Grund müssen wir uns vor einer sportlichen Betätigung immer aufwärmen. Wir sollten uns diesbezüglich ein Beispiel an asiatischen Kulturen nehmen, wo jeder sportlichen Tätigkeit – körperlicher Ausdruck oder Kampfsportart – eine gründliche Lockerung der Muskeln vorausgeht. Im Westen schenkt man diesem Aspekt oft zu wenig Beachtung und arbeitet mit verspannten, beinahe verkrampften Muskeln. Dies kann katastrophale Auswirkungen haben. Ich habe immer Mühe, meinen Patienten klarzumachen, welche Gefahren in einer sportlichen Tätigkeit mit verspannter Muskulatur liegen. Nur wenige sind sich des Zustands ihres Körpers bewußt; die meisten spüren den Schmerz erst unter dem Druck meiner Finger und merken dann, wie sehr ihre Muskeln verspannt sind.

Der Muskel muß sich der geringsten Anstrengung anpassen: Wenn Sie Sport treiben, dürfen Sie nie bis zur Grenze der Erschöpfung gehen. Die normale Dehnbarkeit eines Muskels beruht auf seiner maximalen äußeren Ausdehnung und seiner maximalen inneren Kontraktion (Zusammenzug). Merken Sie sich, daß ein Muskel selbst bei sehr trainierten und ernährungstechnisch kontrollierten Sportlern selten die maximal mögliche Ausdehnung erreicht. Der Grund liegt in der berüchtigten Säureablagerung, die durch zu schnelles Essen erfolgt (siehe Schlüssel Nr. 2).

Müdigkeit bedeutet Übersäuerung und somit Gewichtszunahme. Oft genug konnte ich Menschen beobachten, die sich mit Gymnastik oder Joggen abmühten und trotzdem zunahmen. **Wer läuft und sich verausgabt, um abzunehmen, nimmt zu. Wer läuft, um sich zu entspannen und Spaß zu haben, nimmt ab.**

In meiner Praxis konnte ich oft genug die schlimmen Folgen einer unglücklich gewählten Sportart feststellen. Diese kann zu hart sein oder zu heftig betrieben werden. Sport sollte keine Pflichtübung sein und auf die aktuelle körperliche Verfassung Rücksicht nehmen. Häufig befolgten meine Patienten Ratschläge von Spezialisten (Gymnastiklehrern, Therapeuten usw.), die ihnen mit dieser oder jener Sportart einen raschen Gewichtsverlust in Aussicht stellten. Leider geschah dies immer ohne vorherige Untersuchung, und dem Faktor Entspannung wurde selten Beachtung geschenkt.

Wie betreibt man eine Ausdauersportart?

Wenn Sie Ihr Herz-Kreislaufsystem durch sportliche Betätigung stärken und gleichzeitig Ihr Idealgewicht festigen möchten, beachten Sie folgende Ratschläge:

– Warten Sie nach einer Mahlzeit zwei bis drei Stunden. Während der Verdauung wird ein großer Teil des Blutes aus dem Gehirn und den Muskeln in das Verdauungssystem umgeleitet.

– Trinken Sie während der Anstrengung und auch danach, wenn Sie durstig sind. Sonst riskieren Sie eine Dehydratation (Flüssigkeitsmangel) und langfristig gar einen Muskelschwund. Die Flüssigkeitszufuhr ermöglicht es Ihnen außerdem, Muskelschwäche, Krämpfe und Muskelkater am Tag danach zu vermeiden. Nehmen Sie jedoch vor, während und nach der körperlichen Aktivität keine eisgekühlten Getränke zu sich, denn der Magen kann sich zusammenziehen und eine erhöhte Ausschüttung von Magensaft bewirken; auch Herzrhythmusstörungen sind möglich.

– Wärmen Sie sich auf, um Muskeln, Gelenke und Herz auf die Anstrengung vorzubereiten. Armschwingen sowie Dehnen und Beugen von Armen und Beinen sollten bei diesen Übungen nicht fehlen.

– Machen Sie nur Sport, wenn Sie Lust dazu haben. Ist Ihre einzige Motivation die Gewichtsreduktion, sollten Sie davon absehen. Kein Spaß = keine Entspannung = kein Abnehmen.

– Beginnen Sie sachte. Vergessen Sie nicht, daß Ausdauer und regelmäßiger Rhythmus für die wohltuende Wirkung entscheidend sind. Es sind keine Höchstleistungen gefragt. Falls Sie meine Entspannungsatmung (Schlüssel Nr. 1) regelmäßig anwenden, werden Sie feststellen, daß sportliche Aktivitäten Ihnen leichter fallen und mehr Spaß machen (außerdem sind Sie motiviert, weil Sie bereits abgenommen haben).

– Bei den ersten Anzeichen von Müdigkeit hören Sie auf und trinken etwas, wenn Sie durstig sind. Erzwingen Sie nichts, denn wenn eine Bewegung Schmerzen auslöst – selbst wenn sie korrekt ausgeführt wurde – bedeutet dies, daß der Organismus noch nicht bereit ist. Leiden = Gewichtszunahme.

– Versuchen Sie beim Gehen, Laufen, Schwimmen oder Radfahren einen konstanten Rhythmus aufrechtzuerhalten (selbst wenn dieser anfangs sehr gemächlich ist) und diesen auf Ihre Atmung abzustimmen. Wenn Sie mit einem geübten Sportler trainieren, passen Sie sich nicht seinem Rhythmus an. Die Atmung, und nicht der Kopf, bestimmt das Tempo.

– Brechen Sie Ihre sportliche Betätigung nicht abrupt ab. Während der körperlichen Anstrengung zirkuliert das Blut insbesondere in Armen und Beinen. Bei einem plötzlichen Stopp kann das Gehirn für einen kurzen Moment einen Sauerstoffmangel erleiden: Schwindelgefühl und Unwohlsein sind die Folge.

Aufwärmeübungen

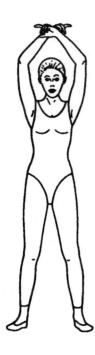

Armkreisen

Um den Brustkorb zu öffnen und die Lunge zu befreien:

Stehen Sie aufrecht mit gespreizten Beinen, eingezogenem Bauch und angespannten Gesäßmuskeln. Schwingen Sie nun die gestreckten Arme während eines Ein- und Ausatmens je dreimal in die eine Richtung, danach in die Gegenrichtung.

Dauer der Übung: 30 bis 60 Sekunden.

Dehnen

Um den Blutandrang in der Leber zu mindern, die Gallenblase zu stimulieren und Seitenstechen zu verhindern (rechts). Um den Blutandrang in der Milz zu verringern und das Organ gleichzeitig anregen (links):

Beugen Sie während des Einatmens den Oberkörper und den gestreckten rechten Arm nach links. Gehen Sie während des Ausatmens in die Ausgangsposition zurück. Führen Sie diese Bewegung anschliessend mit dem linken Arm nach rechts aus. Beidseitig fünfmal.

Beugen

Um die Beine zu lockern und die Muskeln zu entspannen:

Machen Sie zehn Kniebeugen, ohne dabei die Fersen vom Boden zu heben. Die Beine sind geschlossen, der Rücken ist gerade.

Atmen Sie während der ersten Beugung und Streckung ein, bei der zweiten aus usw.

Wählen Sie
die richtige Sportart

Die vier Ausdauersportarten, die ich Ihnen vorschlage, sind für jedermann möglich: Gehen, Laufen, Radfahren und Schwimmen (Schwimmbäder sind heute zahlreich, und der Eintritt ist erschwinglich). Die vier Sportarten ergänzen sich und können beliebig ausgetauscht bzw. abgewechselt werden.

Gehen und Joggen

Idealerweise machen Sie nach jeder Mahlzeit einen Spaziergang von zwanzig bis dreißig Minuten. Wichtig ist, daß Sie jeden Tag sechzig bis neunzig Minuten gehen (Sie können beispielsweise einige Bushaltestellen oder Metrostationen früher aussteigen oder Ihr Auto etwas weiter entfernt parken).

Achten Sie auf geeignete Kleidung und insbesondere auf gute Schuhe, denn diesen kommt eine dämpfende Funktion zu – vor allem wenn Sie (noch) übergewichtig sind. Am Arbeitsplatz können Sie die Sportschuhe bestimmt irgendwo unterbringen. Mit gutem Schuhwerk können Sie Gelenk- und Muskelschmerzen an Füßen, Knöcheln, Knien, im Beckenbereich und an der Wirbelsäule vermeiden. Die Schuhsohlen müssen dick und elastisch sein, um Schläge abzufedern und Unebenheiten auszugleichen; ein gewölbtes Fußbett mit erhöhtem Profil auf Fersenhöhe entlastet die Achillessehne und verteilt das Körpergewicht auf den ganzen Fuß. Ziehen Sie gute Socken an – geübte Wanderer und Läufer tragen oft zwei Paar, um Blasen vorzubeugen. Ich empfehle Ihnen, zu Beginn im Rahmen der Möglichkeiten auf weichem, natürlichem Gelände zu laufen (zum Beispiel auf Waldwegen).

Frauen sollten beim Sport stets einen Büstenhalter tragen. Eine Gewichtsabnahme geht mit einer Verringerung des Brustumfangs einher; um Verletzungen infolge der Erschütterungen zu vermeiden, müssen die Brüste gestützt werden. Auf ein Korsett sollten Sie hingegen verzichten, weil es den Bauch einschnürt und eine natürliche Muskelbildung verunmöglicht.

Tragen Sie möglichst weite Kleidung aus Baumwolle, damit keine Reibung entsteht und die Haut atmen kann. Beim Gehen, Laufen oder Radfahren werden Sie schwitzen. Wechseln Sie daher Ihre Unterwäsche jeden Abend. Hüten Sie sich vor Kleidungsstücken aus Kunststoff. Diese machen nicht schlank, wie manche glauben, und sind gefährlich, weil die Haut durch den isolierenden Stoff nicht atmen und der Schweiß nicht verdunsten kann. Das angestaute Kohlendioxid vergiftet das Blut, der Körper kann sich nicht abkühlen, und mit steigender Körpertemperatur erhöht sich das Risiko eines Unfalls: Unwohlsein, Hitzestau, Ermüdung des Herzens, Herzinfarkt. Die Spannkraft der Muskeln läßt nach, und das erschlaffte Gewebe kann Fettablagerungen in den Zellen Vorschub leisten. Auf einen sofortigen Wasserverlust folgt am nächsten Tag eine Gewichtszunahme.

Gehen Sie aufrecht mit geradem Rücken, nach vorne gestreckter Brust und entspanntem Bauch. Beim Gehen werden die Bauchmuskeln besser trainiert als im Gymnastikraum.

Die wohltuenden Auswirkungen des regelmäßigen Gehens machen sich sehr schnell bemerkbar: Der Blutdruck sowie der Blutzucker– und Cholesterinspiegel werden reguliert – der Säuregrad geht zurück, was den Mechanismus des Abnehmens beschleunigt. Die Gespräche, die während eines Spaziergangs mit Familienangehörigen oder Freunden geführt werden, können sich sehr positiv auf die Psyche auswirken.

Für mich ist Gehen der beste und vollständigste Sport. Ihm kommt in meinem Schlankheitsprogramm eine große Bedeutung zu. Falls Sie sich am Arbeitsplatz nicht umziehen können, genügen auch ein Paar geeignete Schuhe für Ihren täglichen Spaziergang.

Joggen bleibt trainierten Sportlern vorbehalten, die ihr Idealgewicht dank meinen ersten Schlüsseln bereits erreicht haben. Bei weniger geübten und eventuell übergewichtigen Läufern werden die Gelenke zu sehr belastet, verspannen sich die Muskeln und ermüdet das Herz. Außerdem bedeutet das oft übermäßige Schwitzen einen reinen Flüssigkeits- und Mineralstoffverlust; Fett wird jedoch keines abgebaut. Man ersetzt die verlorene Flüssigkeit mit Trinken, womit man wieder beim ursprünglichen Gewicht angelangt und obendrein noch müde ist.

Ich rufe deshalb in Erinnerung, daß Sie nie joggen sollten, um abzunehmen. Diese Hoffnung ist vergeblich und kann sogar gefährlich sein.

Radfahren

Radfahren hat sich zu einem gesellschaftlichen Phänomen entwickelt. Diesen Sport können Sie überall und bei jedem Wetter das ganze Jahr über praktizieren. Dank den technischen Fortschritten finden Sie problemlos ein Fahrrad, das auf Ihre Bedürfnisse abgestimmt ist.

Drei Vorsichtsmaßnahmen:

– Achten Sie darauf, daß das Lenkrad richtig eingestellt ist, damit Sie keine stark gekrümmte Haltung einnehmen müssen.

– Ziehen Sie rutschfeste Schuhe an (zum Beispiel Tennisschuhe).

– Ziehen Sie eine Windjacke an, die sich leicht öffnen und schließen läßt, denn beim Radfahren schwitzt man schnell und beginnt kurz darauf zu frieren.

Sie ziehen großen Nutzen aus der Fahrradtour, wenn Sie ohne Anstrengung mindestens vierzig bis sechzig Minuten unterwegs sind. Verlangsamen Sie das Tempo, sobald Sie müde werden. Sie können fünfzehn bis dreißig Kilometer auf flachem Gelände zurücklegen. Zögern Sie nicht, das Fahrrad bei einer Steigung zu stoßen. Bei windigem Wetter fahren Sie zuerst gegen den Wind, damit Sie sich auf dem Rückweg von ihm schieben lassen können. Bei einem längeren Ausflug denken Sie daran, vor, während und nach der Fahrradtour zu trinken, und packen Sie einen kleinen Notvorrat ein: eine Scheibe Vollkornbrot, schwarze Schokolade oder eine Banane (kein süßes Gebäck oder Schokoladenriegel).

Zu Hause angekommen, dehnen Sie Arme und Beine, um Muskelkater vorzubeugen, und nehmen eine erfrischende Dusche.

Der Hometrainer

Ich rate Ihnen davon ab, auf einem Heimfahrrad zu trainieren. Ohne das Naturerlebnis werden die Bewegungen mechanisch; zwischen Körper und Geist kann keine Harmonie entstehen. Zudem sind diese modernen Geräte sehr oft mit einem Tachometer ausgerüstet, zeigen den Kalorienverbrauch an und simulieren sogar Steigungen. Die unbeweglichen Apparate verleiten also zu einer übermäßigen Anstrengung, animieren zu einer Höchstleistung, die wir ja gerade nicht suchen. Sie machen einzig müde, und Müdigkeit steht immer am Anfang einer Störung des vegetativen Nervensystems. Ein Hometrainer macht nicht schlank, sondern vor allem müde. Die wenigen Gramm, die Sie beim Schwitzen verlieren, nehmen Sie schnell wieder zu. Wir sind meilenweit von unserem eigentlichen Ziel entfernt!

Schwimmen

Schwimmen Sie nicht nur im Sommer, und begeben Sie sich auch als Nichtschwimmer ins Wasser. Wasser beruhigt und erfrischt Körper und Geist.

Ich verlange von Ihnen nicht, sich zu verausgaben, indem Sie möglichst viele Längen zurücklegen. Schwimmen Sie zwanzig bis dreißig Minuten ohne Unterbrechung in Ihrem eigenen Rhythmus, und ver-

langsamen Sie wenn nötig das Tempo. Alle Schwimm-
stile sind geeignet, wobei sich das Rückenkraulen auf
Herz, Muskeln und Atemorgane besonders positiv auswirkt.

Machen Sie im Wasser einige Dehnungsübungen; lehnen Sie den Rücken gegen die Beckenwand, und massieren Sie sich den Bauch (siehe Seite 187), während Sie
langsam atmen. Empfehlenswert ist auch ein Wasser-
gymnastikkurs, wie er heute in den meisten Thermal-
oder Schwimmbädern angeboten wird. Wenn Sie ein
Rückenleiden haben, ist allerdings Vorsicht geboten: die
Bewegungen können das Übel verstärken, ohne daß Sie
es merken. Wie eine Droge hebt das Wasser den Schmerz
nur im Augenblick auf.

Wenn das Becken mit Wasserdüsen ausgerüstet ist,
wahren Sie eine angemessene Distanz und lassen sich
nur wenige Minuten massieren. Auf den Bauch gerich-
tete Düsen können Darmstörungen verursachen und
sind deshalb mit Vorsicht zu genießen.

Wasser ist der beste Ersatz für eine therapeutische
Massage. Es stärkt das Herz, verbessert die Atmung,
erhöht die Ausdauer, entspannt und unterstützt den
Abmagerungsprozeß.

Ideal wäre es, mindestens einmal wöchentlich – zwischen zwei Fußmärschen oder zwei Fahrradtouren –
schwimmen zu gehen.

*
* *

Wenn Sie Ihr Herz-Kreislaufsystem auf die eine oder
andere Weise stärken – am besten dadurch, daß Sie ent-

spannt einem Ausdauersport nachgehen –, trainieren Sie gleichzeitig Ihre Muskeln und Atemkapazität und kräftigen Ihre Wirbelsäule. Damit bewegen Sie sich auf der Linie meiner Schlankheitsmethode und sichern sich einen nachhaltigen Erfolg.

Nun haben Sie eine weitere Möglichkeit kennengelernt, Ihr Wohlbefinden zu steigern. Während meiner praktischen Arbeit in Gesundheitszentren konnte ich immer wieder feststellen, daß übergewichtige Menschen, die nie zuvor einen Ausdauersport unter guter Anleitung betrieben hatten, plötzlich die Freude an der Bewegung entdeckten und in der Folge abnahmen. Bestimmt werden Sie sich besser fühlen, wenn Sie leichter sind. Doch noch haben Sie die Reise, die sowohl Ihr Äußeres als auch Ihr Inneres verändern wird, nicht beendet.

Überwachen Sie Ihre Herzschläge

Regelmäßige Bewegung verbessert die Muskelarbeit und stärkt somit auch den wichtigsten Muskel unseres Körpers: das Herz.

Wenn wir den Puls in Ruhestellung messen, erhalten wir eine genaue Information über den Zustand unseres Herz-Kreislaufsystems. Messen Sie den Puls unmittelbar nach dem Aufwachen, denn die geringste körperliche

Bewegung oder seelische Unruhe beeinflußt den Rhythmus der Herzschläge.

Sobald Sie einer sportlichen Betätigung nachgehen, sorgt Ihr Herz für eine schnellere Blutzirkulation. Sie erfahren mehr über Ihre körperliche Verfassung, wenn Sie Ihren Puls im Ruhezustand vor dem Sport, unmittelbar nach der Anstrengung und schließlich eine halbe bis eine Stunde danach messen. So erhalten Sie Aufschluß über die Fähigkeit von Herz und Muskeln, Sauerstoff aufzunehmen und in Energie umzuwandeln.

Der Puls ist bei jedem Mensch verschieden. Im allgemeinen ist er bei Frauen schneller als bei Männern. Mit zunehmendem Alter erhöht sich der Herzrhythmus.

Wie wird der Puls gemessen?

Das Messen des Pulses ist viel einfacher, als viele Menschen glauben. Man braucht nur die Herzschläge am Handgelenk oder an der Halsschlagader zu zählen.

Legen Sie Ihren rechten Daumen unterhalb der Daumenwurzel der linken Hand mit sanftem Druck auf die Handgelenkfalte.

Zählen Sie die Pulsschläge während 15 Sekunden, und multiplizieren Sie das Ergebnis mit vier, um die Schläge pro Minute zu berechnen.

Beispiel: 10 Schläge in 15 Sekunden ergeben 40 Schläge pro Minute.

Dies ist der Herzrhythmus von Spitzensportlern.

Wenn Ihr Puls im Ruhezustand 100 Schläge pro Minute übersteigt, sollten Sie einen Arzt aufsuchen.

Tragen Sie Ihre Ergebnisse in dieser Tabelle und in Ihrem Heft ein

Datum	Puls am Morgen	Puls vor dem Sport	Puls nach dem Sport	Puls nach der Erholung

In dem Maße, wie Sie mein Ausdauertraining absolvieren, verbessert sich Ihre Kondition. Dabei folgen Sie Ihrem persönlichen Rhythmus und steigern die Ergebnisse ohne Druck und Leistungszwang. Der Puls wird automatisch langsamer und regelmäßiger. Sie stärken Ihr Herz-Kreislaufsystem und festigen so Ihr Idealgewicht auf Lebenszeit.

Vergleichen Sie Ihre Ergebnisse anhand der nachfolgenden Tabelle mit denjenigen eines gleichaltrigen Mitmenschen.

Puls im Ruhezustand					Puls dreißig Sekunden nach dem Sport			
Alter	20-30	30-40	40-50	+50	20-30	30-40	40-50	+ 50
Männer Ausgezeichnet	59 oder –	63 oder –	65 oder –	67 oder –	74	78	80	83
Frauen Ausgezeichnet	71 oder –	71 oder –	73 oder –	75 oder –	86	86	88	90
Männer Gut	60 69	64 71	66 73	68 75	76 84	80 86	82 88	84 90
Frauen Gut	72 77	72 79	75 79	77 83	88 92	88 94	90 94	92 98
Männer Mittelmäßig	70 85	72 85	74 89	76 89	86 100	88 100	90 104	92 104
Frauen Mittelmäßig	78 95	80 97	80 98	84 102	95 110	95 112	96 114	100 116
Männer Schlecht	86 und +	86 und +	90 und +	90 und +	102 und +	102 und +	106 und +	106 und +
Frauen Schlecht	96 und +	98 und +	99 und +	103 und +	112 und +	114 und +	114 und +	118 und +

Maximaler Puls während einer sportlichen Betätigung				
Alter	20-30	30-40	40-50	+ 50
Männer und Frauen	170	160	150	140

Wichtig: Diese Werte sollten nicht überschritten werden!

Achtung! Wenn Ihr Puls fünf Minuten nach einer Übung oder einer sportlichen Betätigung 120 Schläge übersteigt, so war die Anstrengung für Ihre derzeitige konditionelle Verfassung zu groß.

Jedem Rückenwirbel entspricht ein Organ

Innervierte Organe und ihre Wirbelkörperentsprechungen	Symptome bei einer Blockade (Subluxation) der Wirbelkörper
Gallenblase und Gallengänge	Gallenblasenbeschwerden
Leber – Sonnengeflecht	Leberbeschwerden – Anämie – Kreislaufstörungen – Arthritis – niedriger Blutdruck
Magen	Magenbeschwerden – Verdauungsstörungen – nervöse Dyspepsie
Bauchspeicheldrüse – Zwölffingerdarm	Diabetes – Magengeschwüre – Gastritis
Milz	Krankhafte Blutbildveränderungen
Nebennieren	Allergien
Nieren	Nierenbeschwerden – Arteriosklerose – chronische Müdigkeit – Autointoxikation
Nieren und Harnleiter	Bestimmte Hautkrankheiten: Akne – Pickel – Ekzeme
Dünndarm – Lymphkreislauf	Blähungen
Dickdarm	Verstopfung – Dickdarmentzündung
Unterleib	Krämpfe

Bei blockierten, komprimierten oder zusammengesunkenen Wirbelkörpern ist es unmöglich, auf Dauer abzunehmen. Ein gesunder Rücken ist eine unumgängliche Voraussetzung für eine erfolgreiche Gewichtsabnahme.

Kräftigen Sie Ihre Bauchmuskulatur

- *Warum eine gerade Körperhaltung schlank macht*
- *Meine Bauchgymnastik*
  - *Die gefährlichen Bauchmuskelübungen*
  - *Die Bauchmuskelübungen zum Abnehmen*
- *Massieren Sie Ihren Bauch*
- *Die wichtigsten Reflexpunkte der Nervengeflechte*
- *»Zellulitis«*

Kräftigen Sie Ihre Bauchmuskulatur

Das Verdauungssystem ist für mich die »Abnahmezentrale« des Organismus. Seine Gesundheit und Funktionsfähigkeit garantieren eine einwandfreie Nährstoffverwertung und Ausscheidung – ohne die ich mir keine dauerhafte Gewichtsreduktion vorstellen kann. Von einem gesunden Verdauungssystem hängen auch Ihr psychologisches Gleichgewicht und Ihre gute Laune ab.

Während meiner dreißigjährigen Tätigkeit als Osteopath hatte ich nie einen Patienten mit funktionellen Beschwerden (Rückenschmerzen, Schlaflosigkeit, Depressionen, Spasmophilie, Allergien, chronische Müdigkeit usw.), der nicht gleichzeitig an Verdauungsstörungen litt: Magen-Darmbeschwerden, Magenschleimhautentzündung, Durchfall, Verstopfung, Luftschlucken usw.

Der Verdauungsapparat war für mich seit jeher ein Spiegelbild des allgemeinen Zustands des Patienten, seiner körperlichen und seelischen Verfassung, und brachte mich immer auf die richtige Spur für Diagnose und Heilung. Seine – stets vorrangige – Behandlung ermöglichte es mir sehr häufig, schmerzhafte funktionelle Beschwerden innerhalb kurzer Zeit wie durch ein Wunder zu heilen – selbst Ischiasbeschwerden, chronische Lendenschmerzen und Fälle von Periarthritis, die auf keine entzündungshemmenden Medikamente, nicht einmal Kortison, ansprachen.

Und all meine Patienten nahmen ab. Da ich mich jedoch auf die Beschwerden konzentrierte, wegen derer ich aufgesucht wurde, maß ich dieser Gewichtsreduktion anfangs keinerlei Bedeutung zu.

»Herr Pallardy, es geht mir jetzt gut, und ich habe fünf Kilo abgenommen.« Ich fand diese Bemerkung überflüssig. »Ihre Gewichtsreduktion interessiert mich nicht. Deswegen sind Sie ja nicht zu mir gekommen!«, lautete meist meine Antwort.

Im Laufe der Jahre stellte ich dann einige Überlegungen an. Warum nahmen all meine Patienten ab, wobei dies für sie stets sehr bedeutungsvoll war? Weil ich sie von ihren Schmerzen befreite, indem ich als erstes ihre Verdauungsorgane behandelte. Und weil sie aufgrund des wieder reibungslos funktionierenden Verdauungssystems abnahmen, ohne daß sie ihre Ernährung umstellten. Das wiederhergestellte Gleichgewicht des Verdauungssystems hatte zusammen mit der Entspannung, die meine Atemübungen ihnen verschaffte, die Gewichtsreduktion herbeigeführt.

Und so wurde mein Interesse für dieses Thema geweckt. Meine Beobachtungen intensivierten sich. Und ich kam zu dem Schluß, daß es vergeblich ist, abnehmen zu wollen, ohne sich um die Gesundheit der Verdauungsorgane zu kümmern. Die Ernährung kommt erst an zweiter Stelle.

Nach dem Wiedererlernen der Entspannung, der Wiederaufnahme einer geregelten Ernährungsweise und der Stärkung des Herz-Kreislaufsystems ist es daher unerläßlich, mit Hilfe einer geeigneten Bauchgymnastik auch das vegetative Nervensystem zu stärken. Das ist mein sechster Schlüssel. Die folgenden Empfehlungen sind eine wesentliche Voraussetzung für die Gewichtsabnahme und sollten unbedingt befolgt werden, um das erzielte Idealgewicht langfristig zu halten.

Warum eine gerade Körperhaltung schlank macht

Halten Sie bei allen Tätigkeiten Ihren Rücken gerade.

Lehnen Sie im Sitzen Ihren Rücken gut an die Rückenlehne, kreuzen Sie die Beine nicht übereinander. Ein »Rundrücken« verursacht unweigerlich eine Verlangsamung und Verschlechterung der vom vegetativen Nervensystem abhängigen Drüsen- und Organfunktionen, vor allem der Leber, der Blase, des Magens und der Bauchspeicheldrüse. Der Verdauungs- und Ausscheidungsprozeß wird dadurch sogar während des Schlafs gestört.

Ein »Hohlrücken« hat vergleichbare Folgen im Bereich des Darms: Darmentzündungen und -erkrankungen, Blähungen, Verstopfung, schwere Beine, »Zellulitis« und Funktionsstörungen des sympathischen Kreuzbeingeflechts, was bei Frauen unregelmäßige und schmerzhafte Monatsblutungen hervorruft.

Strecken Sie im Stehen Ihren Brustkorb leicht nach vorne, und halten Sie das Kinn aufrecht. Wenn Sie es sich angewöhnen, mit geradem Rücken zu gehen, werden Ihre Bauchmuskeln automatisch gekräftigt, weil Sie dabei den Bauch einziehen.

Eine erschlaffte Bauchmuskulatur führt zu Muskelschwund. Ohne die stützende Bauchmuskulatur verliert der Bauch die Form und weitet sich aus; die Verdauung erfolgt bedeutend langsamer, und der Nährstoffverwertungs- und Ausscheidungsprozeß wird beeinträchtigt.

Selbst mit stundenlangem Bauchmuskeltraining wird es Ihnen kaum gelingen, Ihre Bauchmuskulatur aufzubauen, wenn Sie sich nicht eine Körperhaltung »mit geradem Rücken« angewöhnen. Ein flacher Bauch ist nur unter dieser Bedingung zu erreichen. Sonst wird Ihr Bauch zwar kräftiger, aber nicht flacher. Vergessen Sie nicht, daß die Form Ihres Rückens die Ihres Bauches bestimmt.

Dehnung und Entspannung des Rückens

Auf Händen und Knien, die Knie sind leicht gegrätscht, die Arme durchgestreckt, die Hände befinden sich in der Verlängerungsachse der Knie.

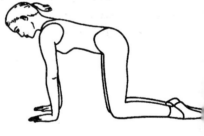

Beim Einatmen drücken Sie die Brust heraus und bringen den Kopf in die gerade Linie des Rückens, ohne ein Hohlkreuz zu machen.

Beim Ausatmen durch den Mund lassen Sie den Kopf fallen, stützen sich auf die Arme, ziehen den Bauch ein, spannen die Gesäßmuskeln an und machen einen runden Rücken (»Katzenbuckel«).

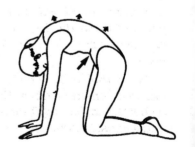

Kommen Sie mit dem Einatmen wieder in die Ausgangsposition zurück.

Wiederholen Sie die Übung zehnmal in einem langsamen Rhythmus, wobei Sie nach dem fünften Mal eine Pause einschalten.

Kräftigung der Rückenmuskeln

Setzen Sie sich auf die Fersen. Der Rücken ist gerade und um 45 Grad nach vorne geneigt, der Nacken ist gestreckt, die Hände liegen neben den Knien flach auf dem Boden, die Arme sind durchgestreckt. Während der ganzen Übung bleibt die Neigung des Rückens gleich.

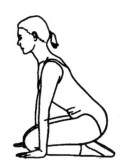

Beim Einatmen drücken Sie die Brust heraus und legen die Hände auf die Schultern, Ellbogen am Körper; heben Sie dann die Arme ganz langsam an, die Handflächen einander zugewandt, und strecken Sie die Finger nach oben.

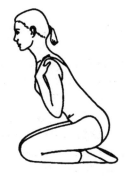

Atmen Sie ganz langsam aus, bringen Sie die Hände wieder an die Schultern, die Ellbogen an den Körper und dann die Hände flach auf den Boden zurück in die Ausgangsposition.

Wiederholen Sie die Übung zehnmal in einem langsamen Rhythmus, wobei Sie nach dem fünften Mal eine Pause einschalten.

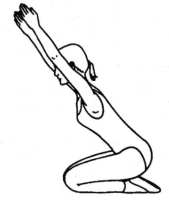

Meine Bauchgymnastik

Wenn Sie noch immer zu schnell essen, dürfen Sie die von mir vorgeschlagene Bauchgymnastik auf keinen Fall durchführen: sie würde Ihren Zustand nur verschlimmern, d. h. Sie würden noch mehr zunehmen.

Meine Bauchgymnastik sollte nur praktiziert werden, wenn keine funktionellen Darmbeschwerden mehr vorliegen. Im Gegensatz zu konventionellen Methoden ist sie ausschließlich für einen ausgeglichenen Organismus mit einem gestärkten Herz-Kreislaufsystem (siehe Schlüssel Nr. 5) geeignet. Nur dann werden Ihnen die Bewegungen der Bauchgymnastik wirklich nützen.

Sie brauchen keine Schuldgefühle zu entwickeln, wenn Sie keine Zeit für meine Gymnastik finden. Denken Sie dann einfach nur daran, Ihren Rücken immer und in jeder Situation gerade zu halten. So arbeiten Ihre Bauchmuskeln die ganze Zeit, was sehr wichtig ist (wenn auch nicht ausreichend, um Ihr Idealgewicht zu bewahren).

Meine Atemtechnik hat Ihnen durch die Regulierung des parasympathischen Nervensystems (siehe Seite 48) zur Entspannung verholfen. Durch regelmäßiges und gemächliches Essen haben Sie Ihre biologische Ernährungsuhr richtig eingestellt. Sie haben ein Gleichgewicht zwischen Säuren und Basen geschaffen und Ihr Herz-Kreislaufsystem gestärkt.

In dieser letzten geraden Linie meiner Methode können Sie durch die Stärkung Ihrer Bauchmuskeln mit angemessenen Bewegungen Ihr Idealgewicht halten und Energie und Lebensfreude wiederfinden. Ein gesunder Bauch ist, wie gesagt, der Garant einer optimalen Gesundheit, vor allem auch der psychologischen, ohne die es keine dauerhafte Gewichtsreduktion geben kann.

Gymnastik ist ein zusätzlicher Pluspunkt beim Abnehmen, vorausgesetzt, sie ist perfekt auf die individuellen Bedürfnisse abgestimmt: auf Alter, Gewicht, Leistungsfähigkeit und Motivation. Sie muß Ihnen vor allem Spaß machen und Sie körperlich sowie geistig entspannen.

Die meisten Gymnastikanleitungen berücksichtigen den körperlichen und geistigen Zustand nicht. Gerade wegen der angeblich schlankmachenden Gymnastiken, die gerade in Mode sind (Aerobic, Step usw.) kommen immer mehr erschöpfte Patienten in meine Praxis, von Schmerzen geplagt und mit Muskelkater bestraft. All diese Gymnastiken versprechen den Teilnehmern Entspannung und Gewichtsabnahme – und bewirken meist das Gegenteil.

Meine Methode hat vor allem die körperliche und geistige Entspannung zum Ziel. Die Übungen müssen Spaß machen und dürfen niemanden überfordern.

Einige Vorsichtsmaßnahmen, die beim Üben allein oder in der Gruppe einzuhalten sind

Machen Sie die Übungen jeweils vor den Mahlzeiten oder drei Stunden danach; niemals während des Verdauungsvorgangs. Überspringen Sie nie eine Mahlzeit wegen einer Gymnastikstunde, das wäre ein großer Fehler (siehe Schlüssel Nr. 2).

Üben Sie niemals so lange, bis Sie müde werden oder Schmerzen empfinden. Legen Sie gegebenenfalls eine Pause ein, auch in der Gruppe oder wenn der Kursleiter Sie zum Weitermachen auffordert: Sie haben das Recht auf einen eigenen Willen.

Tragen Sie weite, bequeme Kleidung, in der die Haut atmen kann, keine Synthetikfasern.

Trinken Sie vor Beginn ein halbes Glas Wasser.

Vergessen Sie nie: Diese Übungen, mit denen Sie abnehmen können, wurden nicht speziell für eine Gewichtsreduktion ausgearbeitet. Sie sollen Ihnen in erster Linie Spaß machen – dieser Spaß soll eine Quelle der Entspannung sein und als Kettenreaktion die Gewichtsreduktion auslösen.

● *Wenn Sie zu Hause üben*

Legen Sie eine 2 bis 4 cm dicke Gymnastikmatte (in allen Sportgeschäften erhältlich) oder eine doppelt gefaltete Decke auf den Boden, damit die spitzen Dornfortsätze der Wirbel, die am Rücken fühlbar sind, nicht auf eine harte Oberfläche treffen. Dies könnte auf Dauer zu Mikrotraumen und Wirbelverschiebungen führen. Ich werde oft von Patienten aufgesucht, die auf ihrem Teppichboden perfekte Gymnastikübungen machen und paradoxerweise an Nacken-, Rücken- oder Lendenschmerzen bzw. chronischen Ischiasbeschwerden leiden, die auf keine Behandlung ansprechen. Eine 2 bis 4 cm dicke Matte hätte ihnen diese Beschwerden ersparen können.

Belüften Sie das Zimmer, in dem Sie die Gymnastik machen wollen. Die ideale Temperatur sollte nicht mehr als 17°C betragen.

Beginnen Sie mit fünf Atemzügen zur Entspannung (siehe Schlüssel Nr. 1).

Üben Sie nie länger als fünf bis sieben Minuten. Sie können die Übungen mehrmals täglich wiederholen.

● *Wenn Sie im Gymnastikstudio üben*

Kommen Sie nicht gestreßt im Studio an. Sind die Geflechte Ihres vegetativen Nervensystems blockiert, wenn Sie mit den Übungen beginnen, wird Ihre Müdigkeit erhöht, was eine Gewichtsreduktion verunmöglicht. (Im Studio beginnen sieben von zehn Personen den Kurs im Streßzustand mit angespannten Muskeln; Krämpfe und eine Ermüdung des Herzens sind die Folge.)

Kommen Sie fünfzehn Minuten vor Kursbeginn. Atmen Sie tief durch, entspannen Sie sich, und machen Sie ein paar Dehnungsübungen.

Wählen Sie einen speziellen »Bauchgymnastik«-Kurs. Dabei müssen jedoch auch alle anderen Muskelgruppen, vor allem die Rückenmuskeln, beansprucht werden. Eine Rückengymnastik ist wirkungslos, wenn sie nicht auch die Bauchmuskeln mit einbezieht.

Behalten Sie während der Übungsstunde Ihren eigenen Rhythmus bei – kümmern Sie sich nicht um Ihren Nachbarn, der vielleicht besser in Form ist als Sie. Der Kursleiter muß herumgehen, falsche Bewegungen korrigieren, einen zu schnellen Rhythmus bremsen. Er muß Sie ermutigen, darf Sie aber nie dazu anhalten, über Ihre Kräfte hinauszugehen.

Zögern Sie nicht, dem Kursleiter vorher Ihre individuellen Probleme mitzuteilen (Rückenschmerzen, Atemnot, Gelenkschmerzen oder psychologische Probleme). Ein guter Kursleiter muß führen, nicht foltern.

Die gefährlichen Bauchmuskelübungen

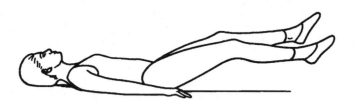

Abzuraten ist von Übungen zur Kräftigung der Bauchmuskulatur, bei denen Sie die Beine vom Boden leicht anheben müssen (Schere u. a.).

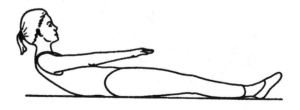

Dasselbe gilt für alle Beugungen des Brustkorbs in liegender Position mit gestreckten Beinen.

Verbotener Bereich: der Winkel von 120 bis 180 Grad zwischen Brustkorb und Beinen.

Übungen in solch ungünstigen Positionen können chronische Lendenschmerzen, Ischiasbeschwerden, Leisten- und Zwerchfellbrüche nach sich ziehen und beeinträchtigen das Gleichgewicht des vegetativen Nervensystems – was wiederum zu einer Gewichtszunahme führt.

Die Bauchmuskelübungen zum Abnehmen

Erhöhung der Spannkraft

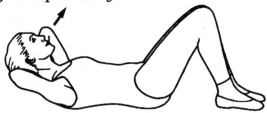

Legen Sie sich in die Rückenlage, die Hände im Nacken gefaltet, die Beine angewinkelt.

Atmen Sie tief durch die Nase ein.

Beim Ausatmen durch den Mund heben Sie den Oberkörper an.

Wiederholen Sie die Übung dreißigmal in einem langsamen Rhythmus, wobei Sie jeweils nach zehn Wiederholungen eine Pause einschalten.

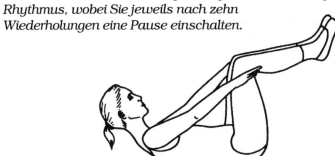

Stärkung der Bauchmuskeln

Legen Sie sich in die Rückenlage, die Arme neben dem Körper, die Beine angehoben und die Unterschenkel um 90 Grad angewinkelt. Sie können die Knöchel überkreuzen.

Atmen Sie durch die Nase ein.

Beim Ausatmen durch den Mund heben Sie den Oberkörper in Richtung Knie an, die Arme sind ausgestreckt.

Beim Einatmen rollen Sie den Rücken sanft auf den Boden zurück.

Wiederholen Sie die Übung dreißigmal in einem mittleren Rhythmus, wobei Sie jeweils nach zehn Wiederholungen eine Pause einschalten.

Variante: Sie können die Übung auch mit im Nacken gefalteten Händen durchführen.

Für eine schlanke Taille

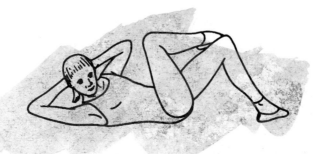

Legen Sie sich in die Rückenlage, falten Sie die Hände im Nacken, Ellbogen vom Körper abgespreizt, linkes Bein angewinkelt, rechter Knöchel auf dem linken Knie.

Atmen Sie durch die Nase ein.

Beim Ausatmen durch den Mund heben Sie den Oberkörper an und berühren mit dem linken Ellbogen das rechte Knie.

Rollen Sie den Rücken sanft ab.

Atmen Sie ein.

Wiederholen Sie die Übung dreißigmal mit jedem Bein in einem mittleren Rhythmus, wobei Sie jeweils nach zehn Wiederholungen eine Pause einschalten.

Massieren Sie Ihren Bauch

Diese Selbstmassage, die Sie zu Hause oder an Ihrem Arbeitsplatz vornehmen können, ergänzt und unterstützt die Wirkung meiner Gymnastik. Sie können sie ein- bis dreimal täglich machen. Sie ist einfach und vollkommen ungefährlich.

In Asien ist es üblich, daß sich Geschwister, Ehepartner oder Freunde gegenseitig oder auch selbst massieren. Es ist schade, daß diese Praktiken bei uns im Westen aufgrund von Hemmungen, die zweifellos religiösen Ursprungs sind, praktisch tabu sind. Seltsamerweise findet man nichts dabei, »oben ohne« schwimmen zu gehen oder auf erotische Weise zu tanzen, doch bei Berührung kommt Scham auf. Ich wünschte, die Selbstmassage würde auch bei uns zu einer ganz normalen Körperpflege – und wir hörten auf, uns für unseren Bauch zu schämen oder gehemmt zu sein.

Die Selbstmassage wird auf einem Stuhl sitzend und in Ruhe vor einer Mahlzeit oder nach abgeschlossener Verdauung durchgeführt. Sie können sie über der Kleidung oder mit direktem Hautkontakt – was noch wirkungsvoller ist – vornehmen.

Vorbereitung

– Streichen Sie zuerst mit beiden Handflächen im Uhrzeigersinn sanft über Ihren Bauch. Dauer: dreißig Sekunden.

– Fahren Sie mit Kneten fort. Nehmen Sie die Haut Ihres Bauches zwischen die Finger beider Hände, und walken Sie sie sanft durch wie einen Brotteig, ohne sie dabei zu zwicken. Daumen und Finger müssen immer in Hautkontakt bleiben. Dauer: dreißig Sekunden.

Die Vorbereitung ist damit abgeschlossen. Jetzt beginnt die eigentliche Selbstmassage.

Roll-Kneifmassage

Nehmen Sie die Haut Ihres Bauches zwischen Daumen, Zeigefinger und Mittelfinger. Heben Sie sie leicht an, und rollen Sie sie sanft zwischen den Fingern. Die Hautfalte zwischen Ihren Fingern sollte je nach Stelle nicht mehr als ein bis zwei Zentimeter messen. Andernfalls haben Sie Ihr Idealgewicht noch nicht erreicht.

Diese Massage erfordert etwas Geschicklichkeit und hat eine tiefgreifende Wirkung. Sobald Sie auf eine schmerzhafte Stelle treffen, verstärken Sie das Kneten und Kneifen. Je nach dem Zustand der tieferliegenden Organe verspüren Sie ein mehr oder weniger starkes Brennen. Das ist darauf zurückzuführen, daß Sie sich am Reflexpunkt eines Nervengeflechts (Plexus) befinden. Dieser Punkt, der von Fettgewebe umgeben ist, liegt auf einem Meridian und ist mit einem bestimmten Organ verbunden (siehe Seite 190). Der Schmerz ist ein Alarmsignal und zeigt eine Funktionsstörung dieses Organs an. Die Massage vermindert den Blutandrang und stimuliert und stärkt dessen Funktion.

Mit dieser Roll-Kneifmassage sollen Fettansammlungen aufgelöst, die Nervengeflechte entspannt und die

Funktionstüchtigkeit des Verdauungssystems wiederhergestellt werden (siehe »Zellulitis«, Seite 191).

Machen Sie drei bis vier solche Massagen von je zwanzig Sekunden Dauer.

Vibrations-Druckmassage

Legen Sie die Hände um den Nabel herum flach auf den Bauch. Atmen Sie fünf bis sechs Sekunden lang ein, während Sie den Bauch mit den Fingern vibrieren lassen.

Anschließend atmen Sie fünf bis sieben Sekunden lang wieder aus und drücken dabei die Fingerspitzen (besonders an den schmerzenden Stellen) tiefer in den Bauch, wobei Sie den Rücken so rund wie möglich machen und den Bauch einziehen.

*
* *

Das Erlernen einer wirksamen Selbstmassage benötigt etwas Zeit und Erfahrung. Ich bin überzeugt, daß Sie nach einigen Versuchen erfolgreich sein werden. Die Bauchmassage trägt dazu bei, das vegetative Nervensystem zu stärken – eine wesentliche Voraussetzung für die Gewichtsreduktion.

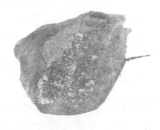

Die wichtigsten Reflexpunkte der Nervengeflechte

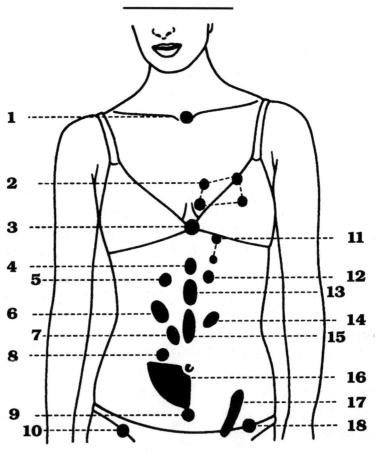

1 Angst
2 Herzgeflecht
3 Mageneingang
4 Sonnengeflecht
5 rechter Eingeweidenerv
6 Gallenblase
7 untere Gallengänge

8 Zwölffingerdarm
9 Unterbauchregion
10 rechte Niere
11 neurovegetative Punkte
12 linker Eingeweidenerv
13 Leber

14 Bauchspeicheldrüse
15 Magen
16 aufsteigender Dickdarm
17 absteigender Dickdarm
18 linke Niere

»Zellulitis«

»Zellulitis« ist die umgangssprachliche Bezeichnung für eine nichtentzündliche Degeneration des Bindegewebes. Dieser Begriff ist eigentlich nicht korrekt, denn wörtlich bedeutet er »Zellentzündung«. Bei der »Zellulitis«, über die sich mehrheitlich Frauen beschweren, handelt es sich um nichts anderes als das ganz normale Unterhautfettgewebe.

Dieses Fett setzt sich je nach Konstitution (es gehört zur weiblichen Figur) mit Vorliebe an ganz bestimmten Stellen des Körpers an. Das ist es, was den Frauen zu schaffen macht und was sie oft um jeden Preis loswerden wollen.

Anormal dagegen ist die Überfülle dieses Fettes, das zu unschönen Fettpolstern an jeder beliebigen Stelle des Körpers führen kann, vor allem aber am Hals (Doppelkinn), an den Armen, Brüsten und im Beckenbereich (Taille, Bauch, Hüften), am Gesäß, an den Oberschenkeln sowie um die Knie und Knöchel.

Die Fettzellen können sich in zwei verschiedenen Hautschichten befinden:

– an der Oberfläche;

– in der Tiefe.

Mit einer gesunden Lebensweise und einer ausgeglichenen Ernährung können die betroffenen Frauen vor allem die oberflächliche »Zellulitis« loswerden. Schwieriger ist die Bekämpfung des tieferliegenden Fettgewebes, das der berühmte Chirurg Raymond Vilain spaßeshalber mit einem »gesperrten Bankkonto« verglichen hat. Ob er damit auf das viele Geld (oft ein Vermögen) anspielte, das manche Frauen an Geschäftemacher und Scharlatane verschwenden, die ihnen mit einem ganzen Arsenal von »Anti-Zellulitis-Mitteln« aufwarten? Im Angebot dieser Bauernfänger fehlt es nicht an Salben, Lotionen und Lokalbehandlungen (Ionisierung, Infrarotstrahlen, Laser, Infiltration, Mesotherapie, Spritzen, Drucktherapie usw.). Kein seriöser Arzt oder Therapeut würde derartige Behandlungen vornehmen, da sie nicht nur zum Scheitern verurteilt, sondern oft auch gefährlich sind und in jedem Fall die Gutgläubigkeit der Patientinnen ausnutzen.

Auch das Fettabsaugen zur Verringerung tieferliegenden Fettgewebes ist in diesem Zusammenhang zu erwähnen. Die Anwendung dieser Technik ist nur in Ausnahmefällen gerechtfertigt. Sie sollte nur bei sehr stark übergewichtigen Frauen, deren Körper durch die ausgeprägten Fettpolster verunstaltet sind, zur Anwendung kommen, und auch dann nur nach einer Gewichtsreduktion und Stabilisierung des Stoffwechsels. Leider hoffen viele Frauen in punkto Gewichtsabnahme und »Zellulitis« noch immer auf ein Wunder, anstatt von ihrem gesunden Menschenverstand Gebrauch zu machen.

Ich hatte des öfteren Gelegenheit, die verheerenden Folgen dieser Behandlungen festzustellen: Haut wie Wellblech, schlaff und ohne Spannkraft, unästhetische Narben, die als zusätzliche psychologische Belastung Depressionen und Schuldgefühle auslösen. Viele Frauen fühlen sich frustriert, betrogen, an Körper und Seele verletzt.

Wie wird die Hautfalte gemessen?

Nehmen Sie die Haut an der Rippenbasis, am Bauch, am Arm oder am Oberschenkel zwischen Daumen und Zeigefinger. Die Hautfalte sollte nirgends dicker als ein bis zwei Zentimeter sein und glatt und geschmeidig aussehen. Wenn die Falte dicker ist, die Haut den Anschein von Orangenhaut erweckt und das Greifen Schmerz auslöst, dann liegt eine Fettablagerung oder eine mehr oder weniger starke Entzündung des Bindegewebes vor. Dies ist ein Zeichen für nervliche Anspannung oder starke Ermüdung, bedeutet aber auch, daß bestimmte Organe, Darmabschnitte oder Nervengeflechte seit mehreren Monaten oder gar Jahren schlecht oder träge funktionieren, denn Fettablagerungen bilden sich nicht von heute auf morgen.

Wie bekämpft man »Zellulitis«?

»Zellulitis« wird durch einen inneren Mechanismus infolge ungenügender Nährstoffverwertung und Entschlackung des Körpers gebildet. Deshalb muß sie auch von innen und nicht von außen bekämpft werden, wie dies bei praktisch allen Behandlungsmethoden der Fall ist.

Ständige Nervosität und Angespanntheit bringen das vegetative Nervensystem durcheinander und stören den Nährstoffverwertungs- und Ausscheidungsprozeß. Die Leber kommt ihren Entgiftungsaufgaben nicht mehr richtig nach, und das mit Schlacken überfüllte Blut lädt das überschüssige Fett im Bindegewebe ab. Die Fettzellen nehmen an Volumen zu, und fertig ist die »Zellulitis«.

All meine Patientinnen nahmen ab, sobald ihre Verdauungsprobleme und neurovegetativen Beschwerden verschwunden waren. Gleichzeitig gingen auch ihre Fettablagerungen an den Oberschenkeln zurück, ohne daß dafür eine spezielle Behandlung notwendig gewesen wäre.

Sanfte Tiefenmassagen, die das Bindegewebe nicht verletzen, sowie Lymphdrainagen können den Blut- und Lymphkreislauf verbessern und das Volumen des Bindegewebes verringern. Sie fördern das Wohlbefinden und rufen ein angenehmes Gefühl der Schwerelosigkeit hervor. Die Fettzellen selber werden dadurch jedoch nicht beeinflußt. Solange diese nicht aufgelöst werden, ist keine zufriedenstellende und langfristige Wirkung auf die »Zellulitis« und damit auf das Fettgewebe möglich.

In Anbetracht dieser Tatsache nehme ich keine solchen Massagen vor. Patientinnen, die unter »Zellulitis« an den Oberschenkeln leiden, sind darüber oftmals erstaunt.

Ich gebe mich mit der Behandlung von Bauch und Rücken zufrieden. Mein Interesse gilt der Gesundheit meiner Patienten, dem reibungslosen Ablauf des Nährstoffverwertungs- und Ausscheidungsprozesses. Ich ergreife die notwendigen Maßnahmen zur Stärkung des Darms, zur Entschlackung der Leber und Unterstützung der Gallenblasen- und Bauchspeicheldrüsenfunktion.

Wie durch ein Wunder verschwindet daraufhin meistens auch die »Zellulitis«, und die Beine werden schlank.

Meine Methode, die auf der Entspannung von Körper und Geist und der Behandlung von Bauch und Rücken beruht, bewirkt die Rückkehr zu einem schlanken, starken und gesunden Körper.

Ratschläge für Frauen

Frauen müssen wissen, daß an bestimmten Stellen ihres Körpers (um die Hüften, Knie usw.) immer etwas Fettgewebe bestehen bleiben kann, selbst wenn sie ihr Idealgewicht erlangt haben. Es handelt sich dabei um ganz normale Fettreserven des weiblichen Körpers. Dies ist Teil der genetischen Veranlagung der Frau und sollte akzeptiert werden, denn es hat durchaus seinen Sinn, auch in punkto Gesundheit und Überleben. Es um jeden Preis loswerden zu wollen wäre gefährlich. Selbst bei sehr schlanken Frauen findet man dieses Fettgewebe.

Viele Frauen lassen nichts unversucht (Hungerkuren, Appetitzügler, harntreibende Mittel, Fettabsaugen, Spritzen, Ionisierung, Lymphdrainagen, Ersatzmahlzeiten, Massagen usw.), um diese »Zellulitis« loszuwerden. Alle weisen dabei die gleichen Symptome auf: Müdigkeit, Reizbarkeit, Nervosität, depressive Zustände bis hin zur Depression, blasser Teint, faltige Haut, körperliche Schwäche, verspannter und geblähter Bauch, Verstopfung, Menstruationsbeschwerden oder ausbleibende Menstruation und Frigidität.

Sobald sie die ersten Wirkungen meiner Methode feststellen, ändern sie ihre Einstellung zu der »Zellulitis« und geben die aussichtslosen Behandlungen auf. Mit neuer Energie erfüllt, schlanker und zufriedener mit sich selbst, finden sie sich bald wieder schön und begehrenswert.

Viele Patientinnen teilten mir mit, daß sie durch die Abnahme einiger Pfunde ein neues Bild von sich selbst und den Zugang zu sexuellem Genuß gefunden hatten, den sie sich vorher aufgrund von Komplexen oder

Schuldgefühlen selbst vorenthielten. Als hätten sie sich von einer Anspannung, einem seelischen Druck befreit, der sie nicht frei atmen ließ und Vergnügen und Freude von ihnen fernhielt. Eine Gewichtsreduktion war in vielen Fällen die Basis für die Versöhnung eines Paares und den Wiederaufbau einer harmonischen Beziehung.

BILANZ

③

Bilanz der dritten Woche

Während der ersten beiden Wochen haben Sie gelernt, sich mit Hilfe meiner Atemtechnik zu entspannen. Sie haben eine geregelte Ernährungsweise übernommen und verstehen den komplexen Vorgang der Nährstoffverwertung und Ausscheidung besser. Sie wissen, welche Nahrungsmittel Ihnen bekommen und welche nicht. Zur Unterstützung und Förderung der schlankmachenden Wirkung der ersten Schlüssel haben Sie Ihr Herz und Ihre Bauchmuskeln gestärkt.

– Wenn Ihr Organismus seit längerer Zeit erschöpft ist, kann es sein, daß der Abnahmeprozeß erst später anfängt. Machen Sie sich deswegen keine Sorgen. Hat der Prozeß erst einmal begonnen, geht er regelmäßig weiter.

- Verlieren Sie nicht den Mut, falls sich in den ersten drei Wochen nichts getan hat. Fahren Sie zuversichtlich fort.

- Wenn Sie sich nicht stark genug fühlen und es Ihnen an Selbstvertrauen mangelt, brauchen Sie Hilfe. Die Unterstützung durch einen Psychologen, Freunde oder Familienangehörige ist manchmal unentbehrlich.

- Wenn Sie kontinuierlich abnehmen und sich dabei fit und entspannt fühlen, machen Sie weiter, bis Sie Ihr Idealgewicht erreicht haben.

- Haben Sie Ihr Idealgewicht (das Gewicht, bei dem Sie sich körperlich und geistig wohl fühlen) erreicht, **dürfen Sie nicht vergessen, daß die Stabilisierungsphase einen um so größeren Zeitraum in Anspruch nimmt, je länger Sie übergewichtig waren** (siehe Tabelle auf den Seiten 146 und 147).

Diese Stabilisierungsphase ist noch wichtiger als die Abnahmephase.

Machen Sie nicht den gleichen Fehler wie manche meiner Patienten, die, glücklich und stolz darauf, so schnell abgenommen zu haben, voreilig zu ihren alten Gewohnheiten zurückkehren. Es bleibt ihnen dann nichts anderes übrig, als noch einmal ganz von vorne anzufangen.

Vergessen Sie nicht: Die von mir empfohlenen Übungen zur Stärkung des Herz-Kreislaufsystems und der Bauchmuskulatur helfen Ihnen, Ihr Idealgewicht dauerhaft zu bewahren.

Werden Sie Ihr eigener Ernährungsberater (3. Woche)

DAS KLEINE HEFT

Fügen Sie zu den Fragen der ersten und zweiten Woche Ihre Reaktionen auf die Schlüssel Nr. 5 *Stärken Sie Ihr Herz* und Nr. 6 *Kräftigen Sie Ihre Bauchmuskulatur* hinzu.

Notieren Sie folgendes:

– Haben Sie sich für eine Ausdauersportart entschieden?
– Für welche?
– Haben Sie sich für eine Rückengymnastik entschieden?
– Für welche?
– Haben Sie sich für eine oder mehrere Bauchmuskelübungen entschieden?
– Für welche?

Schreiben Sie auf, wie oft Sie pro Woche üben.

– Wie lange?

■ *Vor dem Sport oder der Gymnastik*

Achten Sie darauf, wie Ihnen zumute ist:

– Haben Sie Lust zum Trainieren?
– Fühlen Sie sich fit?

■ *Während des Sports oder der Gymnastik*

- Haben Sie Ihren eigenen Rhythmus eingehalten oder haben Sie sich überfordert?
- Sind Sie außer Atem geraten, hatten Sie Muskelkrämpfe oder Seitenstechen?
- Hatten Sie Spaß an der sportlichen Aktivität?

■ *Nach dem Sport oder der Gymnastik*

- Haben Sie Gelenk- oder Muskelschmerzen, Seitenstechen, Muskelkater, Rückenschmerzen oder schwere Beine?
- Fühlen Sie sich fit oder erschöpft?
- Haben Sie Lust, weiterzumachen und Ihre Leistungen zu steigern?

■ *Am nächsten Morgen nach dem Aufwachen*

- Sind Sie müde?
- Haben Sie Muskelkater?
- Sind Sie optimistischer?

Meine Methode für immer

- **Sich richtig ernähren: Ratschläge von Florence Pallardy**

  - *Auswählen und einkaufen*
  - *Richtig aufbewahren*
  - *Die Zubereitung der Speisen*
  - *Menüvorschläge für einundzwanzig Tage*
  - *Meine Rezepte zum Schlankwerden*
  - *Meine bevorzugten Kräuter*

- **Kleine Nahrungsmittelkunde**

SIEBTER SCHLÜSSEL

Meine Methode
für immer

Meine Frau Florence begleitete mich auf meinem ganzen Weg als Therapeut. Gemeinsam schrieben wir Bücher über das Wohlbefinden und die Suche nach dem körperlichen und seelischen Gleichgewicht. Zusammen besuchten wir die ernährungswissenschaftlichen Kurse von Dr. Creff am Krankenhaus Saint-Michel. Als Mutter von vier Kindern, Schauspielerin, Mannequin, Malerin und Bühnenbildnerin war ihr Tag stets ausgefüllt. Dennoch kochte sie immer selbst, und ich konnte mich auch niemals an eine fremde Küche gewöhnen.

In der Familie hielten wir uns stets an die sechs Devisen meiner Methode: Trotz aller Aufregungen und Wechselfälle des Lebens bewahrten wir uns unsere

Gelassenheit und gute Laune. Auch hielten wir uns körperlich stets fit. Bei Tisch versuchten wir, entspannt zu sein. Wir achteten auf eine ausgewogene und abwechslungsreiche Ernährung, die von regionalen Gerichten inspiriert war und jedem schmeckte. Außerdem versagten Florence und ich uns niemals ein gutes Glas Wein. Keiner von uns wurde dabei jemals dick oder hatte unter größeren Gewichtsschwankungen zu leiden.

In diesem siebten Kapitel möchten wir Sie zu uns nach Hause einladen. Florence öffnet Ihnen die Tür zu unserer Küche und verrät Ihnen, wie Sie die Zutaten am besten auswählen und einkaufen und Gerichte vor- und zubereiten. Da Sie nach meiner Methode schlank werden wollen, hat sie für einundzwanzig Tage einen ausgewogenen Ernährungsplan mit leckeren Gerichten zusammengestellt, die wir selbst gern essen.

Ich erteile ihr das Wort.

Sich richtig ernähren: Ratschläge von Florence Pallardy

Um es gleich vorwegzunehmen: Ich will Bocuse, Guérard, Robuchon, Vergé, Troisgros usw., die großartige Kochbücher geschrieben haben, keine Konkurrenz machen.

Ich betrachte mich nicht als Meisterköchin, und Sie werden in diesem Buch, das Ihnen helfen soll, schlank zu werden, keine Gerichte finden, deren Zubereitung aufwendig und schwierig ist, die Sie teuer zu stehen kommen und .... zudem dick machen.

Mein Anliegen war stets, meinen Mann Pierre und unsere Kinder mit meinen Gerichten zu erfreuen und gesund zu erhalten. Deshalb ist meine Küche leicht, schmackhaft, abwechslungsreich, gesund, einfach und schnell. Ich bin keine Frau, die Stunden am Herd verbringen will. Ich bereite das Mittag- und Abendessen in allerletzter Minute zu, plane aber alles im voraus. Meine beiden Großmütter und meine Mutter (auch sie hatte eine große Familie zu versorgen) brachten mir bereits im Kindesalter bei, Nahrungsmittel sorgfältig auszuwählen und jede Mahlzeit zu einem kleinen Fest und Beweis der Liebe zu machen. Diese Lektion habe ich nie vergessen.

Ich kenne Familien, in denen jeder Wochentag sein bestimmtes, unabänderliches Gericht hat. Dabei verliert man nicht nur die Freude am Essen, sondern auch die gute Laune, man verlernt das Genießen und, glauben Sie mir, nicht selten nimmt man dabei auch zu.

Machen Sie es wie ich, vermeiden Sie die Monotonie. Lassen Sie sich von anderen Rezepten inspirieren, zeigen Sie Phantasie und seien Sie kreativ. Meine »Tricks« und Ratschläge, wie Sie die Zutaten am besten auswählen, einkaufen, richtig aufbewahren und Menüs zusammenstellen, im Kreise der Familie, von Freunden oder für sich allein – auch das kommt bei mir vor – kochen und genießen, werden Ihnen das Leben erleichtern.

Meine Küche, die die Methode meines Mannes in unverzichtbarer Weise ergänzt, ist der siebte Schlüssel auf dem Weg zu Ihrer schlanken Figur.

Auswählen und einkaufen

Eine richtige, ausgewogene und abwechslungsreiche Ernährung, die schlank macht, beginnt auf dem Wochenmarkt oder beim Einzelhändler um die Ecke. Erledigen Sie – wie ich – Ihre Einkäufe selbst.

– Stellen Sie für drei oder vier Tage einen Speiseplan nach eigener Phantasie zusammen. Berücksichtigen Sie dabei das jahreszeitliche Angebot sowie die Zahl und Vorlieben der am Tisch Vereinten.

– Achten Sie darauf, die Gerichte möglichst zu variieren.

– Halten Sie sich beim Einkauf an Ihre Liste; kaufen Sie keine überflüssigen Produkte, die Sie nicht sofort verbrauchen. Was Sie lange aufbewahren, verliert an Nährstoffen.

– Lassen Sie sich zu keinen ungewollten Käufen verleiten, wenn Sie sich nicht sicher sind.

– Veranlassen Sie, daß Ihnen bestimmte haltbare Produkte regelmäßig geliefert werden, oder erstellen Sie eine entsprechende Liste für eine Fahrt zum Supermarkt (alle zwei Wochen oder einmal im Monat).

– Kaufen Sie keine Großpackungen (Familienpackungen, Posten mit mehreren Einzelpackungen usw.) mit der Begründung, daß sie billiger sind, vor allem nicht, wenn Sie allein leben. Das verführt Sie dazu, entweder zuviel zu essen oder die Produkte über das Verfalldatum hinaus aufzubewahren.

– Entscheiden Sie sich für Lebensmittel, die Sie selbst auswählen und lose oder nach Gewicht kaufen können, anstatt für bereits abgepackte Produkte.

– Vermeiden Sie konsequent aufbereitete Zitrusfrüchte (gewaschen, gekocht, geschnitten), Pökelfleisch (Schinken, Wurst) sowie Sandwiches und alle sonstigen Produkte, die vorbehandelt und künstlich konserviert sind.

– Achten Sie stets auf das Verfalldatum.

– Hüten Sie sich vor sogenannten »diätetischen« Lebensmitteln. Sie sind häufig teurer, aber nicht unbedingt besser.

– Kaufen Sie Obst ein- bis zweimal wöchentlich frisch.

– Prüfen Sie das Obst und Gemüse, und riechen Sie daran. Auf diese Weise erkennen Sie einen welken Salat, eine matschige Birne, einen mehligen Pfirsich (ein guter Händler wird Sie seine Produkte auch kosten lassen, wenn Sie ihn darum bitten).

– Füllen Sie regelmäßig Ihren Vorrat an frischen Kräutern auf.

– Beachten Sie beim Kauf von Obst, Gemüse, Fisch, aber auch von bestimmten Fleischsorten das jahreszeitliche Angebot.

– Gehen Sie stets zum selben Metzger: Er weiß, was Sie bevorzugen. Er wird Ihrem Geflügel auf Wunsch die Haut abziehen, es zerlegen und die Knochen herauslösen. Bitten Sie ihn, den Braten oder das Geflügel möglichst ohne (oder nur mit sehr wenig) Speckscheiben zuzubereiten und vom Lammfleisch oder den Rindersteaks möglichst alles Fett zu entfernen.

– Kaufen Sie Eier (aus Bodenhaltung), Milchprodukte (nur für Ihre Kinder) und Käse stets beim selben Milchhändler.

– Seien Sie beim Brot anspruchsvoll. Wechseln Sie von Zeit zu Zeit den Bäcker. Kaufen Sie abwechslungsreich ein (Mehrkorn-, Bauern-, Vollkornbrot usw.). Und lernen Sie, echtes Bäckerbrot zu erkennen.

Die beste Garantie für Qualität sind die Händler in Ihrem Viertel, wenn Sie ihnen treu sind. Sie werden gut beraten, wenn man Sie kennt. Lassen Sie es sie wissen, wenn ein Braten zart, ein Fisch frisch, ein Apfel knackig war, aber halten Sie auch nicht mit Ihrer Kritik zurück, wenn Ihnen etwas mißfallen hat: Sie werden beim nächsten Mal mit Sicherheit besser bedient.

Richtig aufbewahren

■ **Kühl aufbewahren:**

- Obst und Gemüse;
- Milchprodukte, Käse und Eier;
- Fleisch und Fisch.

■ **Vor Licht und Sonne geschützt aufbewahren:**

- Öl und Wein.

■ Bewahren Sie Fleisch, Fisch und Tiefgefrorenes im **Tiefkühlfach oder Gefrierschrank** auf, wenn Sie keine Gelegenheit haben, täglich einzukaufen.

Hinweis: Verpacken Sie alle Lebensmittel in einem Gefrierbeutel, den Sie fest verschließen.

Achtung!

Heben Sie keine Reste von Suppen, Fruchtsäften, Salaten, Obstsalaten, Gemüse usw. auf. Geschältes, geschnittenes oder geriebenes Obst und Gemüse verlieren sehr schnell an Vitaminen und oxidieren an der Luft.

Eine einmal geöffnete Konservendose muß immer entleert werden. Ihr Inhalt wird sonst unbekömmlich.

Die Zubereitung der Speisen

■ *Die ideale Küche*

Die ideale Küche kann auf komplizierte Geräte leicht verzichten. Richtig gut kochen läßt sich auch mit einigen wenigen Utensilien, die schnell aufgelistet sind:
- eine Reihe von beschichteten Töpfen und Pfannen, die ein nahezu fettfreies Garen ermöglichen
- ein Herd mit Backofen und Grill
- ein Dampfkochtopf
- ein gußeiserner Schmortopf
- feuerfeste Schüsseln
- Holzkochlöffel
- ein Schaumlöffel
- ein Schneidebrett aus Holz
- ein elektrischer Gemüsehobel
- ein Wiegemesser für Kräuter, Zwiebeln usw.
- ein Schneebesen für Eiweiß usw.
- Alufolie
- Küchenpapier

■ *Die verschiedenen Arten des Garens*

Braten in der Pfanne

– Verwenden Sie ein Minimum an Fett, oder verzichten Sie ganz darauf. Dank der modernen Antihaftbeschichtungen ist das möglich. Gießen Sie ein paar Tropfen Öl in die Pfanne, und wischen Sie sie anschließend mit Küchenpapier aus.

– Braten Sie das Fleisch auf der einen Seite an, und wenden Sie es anschließend.

– Wenn Sie ein sehr großes Stück haben, nehmen Sie die Hitze zurück und decken es zu.

– Legen Sie das Fleisch nach dem Garen kurz auf ein Stück Küchenpapier; dadurch wird überschüssiges Fett aufgesogen.

– Verwenden Sie das Bratöl nie öfter als zwei- bis dreimal, und filtern Sie es nach jedem Bratvorgang. Bewahren Sie es anschließend in einem geschlossenen Behälter luft- und lichtgeschützt auf.

Grillen im Backofen

Das Garen im Backofen, auf dem Grill oder einer Stahlplatte bietet den Vorteil, daß man kein Fett verwenden muß. Es können sich aber gefährliche Giftstoffe bilden, wenn das Grillgut zu nahe an der Hitzequelle liegt und verkohlt. Also Vorsicht, diese Garmethode erfordert eine ständige Überwachung!

Grillen unter freiem Himmel

Beim Grillen von Steaks, Geflügel oder Fisch kann sich bisweilen eine schwarze Schicht bilden. Diese verbrannten Stellen sind extrem gesundheitsschädlich. Wenn Sie sie mitessen, blockieren sie den Umwandlungsprozeß der Nährstoffe und erschweren die Verdauung erheblich, weil sie den gesamten Nahrungsbrei und damit das gesamte Verdauungssystem übersäuern. Manche Ärzte behaupten sogar, daß der Verzehr dieser verbrannten Stellen früher oder später krebsauslösend sein kann.

Garen in der Folie

Das Gargut wird in Alufolie eingewickelt und im Backofen oder in der Glut (Vorsicht, die Wickel müssen gut geschlossen sein) gegart. Sie können nach Belieben frische Küchenkräuter (Schnittlauch, Petersilie, Estragon, Basilikum usw.), Aromapflanzen (Thymian, Lorbeer) oder Gewürze (Zimt, Ingwer usw.) hinzugeben.

Diese Art der Zubereitung ist sehr kalorienarm, weil kein Fett verwendet wird. Außerdem bleiben der Geschmack der Lebensmittel und das Aroma der Kräuter und Gewürze gut erhalten.

Erhitzen im Wasserbad

Die Speise wird in ein Gefäß (Schüssel oder Topf) gegeben, das in einen größeren Topf mit Wasser gestellt wird. Die Erhitzung erfolgt entweder im Ofen oder auf der Herdplatte.

Es handelt sich hier um eine etwas langwierige Art der Zubereitung, die vor allem für Süßspeisen oder zum Schmelzen von Schokolade geeignet ist. Sie bietet sich aber auch zum Aufwärmen eines Gerichts an, damit dieses sich nicht am Topfboden festsetzt.

Dampfgaren

Garen im Wasserdampf ist die ideale Art der Zubereitung für Fisch und Gemüse. Legen Sie das Gargut mit Kräutern, Gewürzen oder Algen (für Fisch) in den Siebeinsatz des Schnellkochtopfs, dessen unterer Teil mit bereits gewürztem Wasser (zur Geschmacksanreicherung) gefüllt ist.

Der Fisch oder das Gemüse wird im Dampf schonend gegart. Das ist mit Sicherheit die gesündeste und einfachste Art der Zubereitung.

Schmoren

Diese Methode ist für bestimmte Arten von Fleisch, Fisch oder Gemüse geeignet. Vom Fleisch muß zunächst das Fett entfernt werden.

Die Nahrungsmittel garen im eigenen Saft, der allmählich verdampft und im Topf kondensiert.

Schmoren ist eine hervorragende Garmethode, wenn kein Fett hinzugegeben wird und das Garen bei kleiner Flamme erfolgt.

MENÜVORSCHLÄGE FÜ

1. Tag

MORGENS

- 2 Scheiben Mehrkornbrot mit Butter
- 1 weichgekochtes Ei
- Zichorienkaffee

MITTAGS

- Tagliatelle
- Kalbsschnitzel (dünn)
- Frisée-Salat
- Eisenkrauttee

ABENDS

- Gegrillte Seezunge
- Brokkoli mit einem kleinen Stück Butter
- Obstsalat mit Orangenblütenaroma

2. Tag

MORGENS

- 2 Scheiben Mehrkornbrot mit Butter
- 1 Stück halbfester Schnittkäse
- Thymian-, Rosmarin- und Salbeitee (zu gleichen Teilen)

MITTAGS

- Perlhuhn mit Kohl
- 2 Eßlöffel weißer Reis
- Erdbeersorbet

ABENDS

- Kabeljau im Gemüsesud
- 1 Pellkartoffel
- Mischsalat
- Mousse au chocolat

EINUNDZWANZIG TAGE

3. Tag

MORGENS

- 2 Scheiben Bauernbrot mit Butter
- 1 Scheibe magerer Schinken
- Eisenkrauttee

MITTAGS

- Nudeln mit Basilikum und einem kleinen Stück Butter
- Grüner Salat
- Apfelsorbet

ABENDS

- Gegrilltes Hähnchen mit Estragon
- Grüne Bohnen mit Petersilie
- Kamillentee

4. Tag

MORGENS

- 2 Scheiben Bauernbrot mit Butter
- 1 Hühnerbrust
- Zichorienkaffee

MITTAGS

- Gebratene Kartoffeln
- Ein kleines gegrilltes Steak
- Endiviensalat mit Kräutern
- Eisenkrauttee

ABENDS

- Rochen im Gemüsesud
- 2 Eßlöffel weißer Reis
- Obstsalat

MENÜVORSCHLÄGE FÜ

5. Tag

MORGENS

- 2 Scheiben Vollkornbrot mit Butter
- Rühreier mit Kräutern
- Zichorienkaffee

MITTAGS

- Kalbsschnitzel (dünn) mit Champignons
- 2 Eßlöffel weißer Reis
- 1 Apfel

ABENDS

- Fisch in der Folie
- 1 Pellkartoffel
- Endiviensalat mit Kräutern
- Kamillentee

6. Tag

MORGENS

- 2 Scheiben Vollkornbrot mit Butter
- Ziegenkäse
- Eisenkrauttee

MITTAGS

- Buchweizen-Crêpe
- Frisée-Salat
- Sorbet aus schwarzen Johannisbeeren

ABENDS

- 1 Portion Shrimps
- Buntes Gemüse dampfgegart, mit einem kleinen Stück Butter
- Orangenblütentee

EINUNDZWANZIG TAGE

7. Tag

MORGENS

- 2 Scheiben Roggenbrot mit Butter
- Fischfilet
- Thymian-, Rosmarin- und Salbeitee (zu gleichen Teilen)

MITTAGS

- Blutwurst
- Lauwarmes Apfelkompott
- Grüner Salat
- Zichorienkaffee

ABENDS

- Krebs an Kräutersauce
- Wildreis
- Löwenzahnsalat
- 1 Apfel

8. Tag

MORGENS

- 2 Scheiben Roggenbrot mit Butter
- 1 Scheibe magerer Schinken
- Zichorienkaffee

MITTAGS

- Couscous mit Gemüse
- Hühnerbrust
- Eisenkrauttee

ABENDS

- Huhn mit Thymian
- Dampfgegarte Zucchini
- 2 Eßlöffel weißer Reis
- Obstsalat

MENÜVORSCHLÄGE FÜ

9. Tag

MORGENS

- 2 Scheiben Mehrkornbrot mit Butter
- 1 weichgekochtes Ei
- Eisenkrauttee

MITTAGS

- Muscheln nach Seemannsart
- 1 kleine Portion Pommes frites
- Kopfsalat
- Zichorienkaffee

ABENDS

- Gegrilltes Lammkotelett
- Dampfgegartes Gemüse
- Mousse au chocolat

10. Tag

MORGENS

- 2 Scheiben Mehrkornbrot mit Butter
- Ziegenkäse
- Zichorienkaffee

MITTAGS

- Rinderbraten
- Grüne Bohnen mit Petersilie
- 1 Frucht der Saison

ABENDS

- Pochiertes Seehechtfilet
- 1 Pellkartoffel mit einem kleinen Stück Butter
- Frisée-Salat
- Lindenblütentee

EINUNDZWANZIG TAGE

11. Tag

MORGENS

- 2 Scheiben Bauernbrot mit Butter
- Fischfilet
- Zichorienkaffee

MITTAGS

- 12 Austern
- Feldsalat und rote Beete an Kräutersauce
- Schokoladenkuchen

ABENDS

- Gegrillte Lammkeule
- Grüne Bohnen mit Petersilie und einem kleinen Stück Butter
- 2 Eßlöffel weißer Reis
- Kamillentee

12. Tag

MORGENS

- 2 Scheiben Bauernbrot mit Butter
- Rühreier mit Kräutern
- Thymian-, Rosmarin- und Salbeitee (zu gleichen Teilen)

MITTAGS

- Kartoffeln mit Knoblauch
- Pochiertes Fischfilet
- Grüner Salat mit Kräutern
- Zichorienkaffee

ABENDS

- Gegrilltes Perlhuhn
- Dampfgegarter Spinat
- 1 Apfel

MENÜVORSCHLÄGE FÜ

13. Tag

MORGENS

- 2 Scheiben Vollkornbrot mit Butter
- Perlhuhnbrust
- Eisenkrauttee

MITTAGS

- Huhn mit Thymian
- Spaghetti mit frischer Tomatensauce
- Zichorienkaffee

ABENDS

- Marinierter Fisch
- Dampfgegartes Gemüse
- Obstsalat mit Orangenblütenaroma

14. Tag

MORGENS

- 2 Scheiben Vollkornbrot mit Butter
- Hartkäse
- Zichorienkaffee

MITTAGS

- Lotte mit Knoblauch und Paprikaschoten
- 2 Eßlöffel weißer Reis
- Apfelsorbet

ABENDS

- Magerer Schinken
- Dampfgegarte Zucchini
- Schokoladenkuchen

EINUNDZWANZIG TAGE

15. Tag

MORGENS

- 2 Scheiben Mehrkornbrot mit Butter
- 1 weichgekochtes Ei
- Thymian-, Rosmarin- und Salbeitee (zu gleichen Teilen)

MITTAGS

- Kalbsbraten mit Curry
- Frische Nudeln
- Zichorienkaffee

ABENDS

- Gegrillte Seezunge
- 2 Eßlöffel weißer Reis
- Grüner Salat
- 1 Frucht der Saison

16. Tag

MORGENS

- 2 Scheiben Mehrkornbrot mit Butter
- Ziegenkäse
- Zichorienkaffee

MITTAGS

- Buchweizen-Crêpe
- Frisée-Salat
- Erdbeersorbet

ABENDS

- Seehecht im Gemüsesud und den Gemüsen
- Lindenblütentee

MENÜVORSCHLÄGE FÜ

17. Tag

MORGENS

- 2 Scheiben Bauernbrot mit Butter
- Fischfilet
- Eisenkrauttee

MITTAGS

- Kalbshaxe auf Gemüse
- Zichorienkaffee

ABENDS

- Gegrilltes Hähnchen mit Estragon
- Grüne Bohnen mit einem kleinen Stück Butter
- 1 Frucht der Saison

18. Tag

MORGENS

- 2 Scheiben Bauernbrot mit Butter
- Hühnerbrust
- Zichorienkaffee

MITTAGS

- Brasse im Backofen
- Dampfgegartes Gemüse
- Mousse au chocolat

ABENDS

- Venus-Muscheln mit einem kleinen Stück Butter
- Beinschinken
- Endiviensalat
- Kamillentee

EINUNDZWANZIG TAGE

19. Tag

MORGENS

- 2 Scheiben Vollkornbrot mit Butter
- Rühreier mit Kräutern
- Thymian-, Rosmarin- und Salbeitee (zu gleichen Teilen)

MITTAGS

- Magerer Schinken
- 1 Pellkartoffel
- Endiviensalat, Apfel und rote Beete, Kräutersauce
- Zichorienkaffee

ABENDESSEN

- Jakobsmuscheln
- 2 Eßlöffel weißer Reis
- Grüner Salat
- Apfelsorbet

20. Tag

MORGENS

- 2 Scheiben Roggenbrot mit Butter
- Ziegenkäse
- Zichorienkaffee

MITTAGS

- Nudeln mit Gemüse und einem kleinen Stück Butter
- Birnensorbet

ABENDESSEN

- Putenbrustfilet, in der Pfanne gebraten
- Grüne Bohnen mit einem kleinen Stück Butter
- Obstsalat mit Orangenblütenaroma

21. Tag

MORGENS

- 2 Scheiben Vollkornbrot mit Butter
- 1 weichgekochtes Ei
- Zichorienkaffee

MITTAGS

- Garniertes Sauerkraut
- Apfelsorbet

ABENDS

- Geschmorter Rochen mit Gemüse
- 2 Eßlöffel Reis
- Kamillentee

Meine Rezepte zum Schlankwerden

Florence Pallardy

Kartoffeln mit Knoblauch und Thymian

Garzeit: 1 Stunde

- Nehmen Sie schöne neue Kartoffeln von mittlerer Größe (1 pro Person);
- 1 Bund frischer Thymian;
- Knoblauch;
- kleine Holzspieße;
- grobes Meersalz.
- Schneiden Sie die Kartoffeln der Länge nach in zwei Hälften.
- Nehmen Sie eine der beiden Hälften, und heben Sie mit einem spitzen Messer in der Mitte ein kleines Stück Fruchtfleisch heraus.
- Legen Sie ein Stück Knoblauch in die Aushöhlung.
- Streuen Sie etwas Salz darüber.
- Legen Sie nun einen kleinen Zweig frischen Thymian auf die Kartoffel.
- Fügen Sie die Kartoffelhälften zusammen, und stecken Sie sie an beiden Enden mit den Holzspießen zusammen.
- Die Kartoffeln in einer Form oder auf dem Blech in den vorgeheizten Backofen schieben.

Die Garzeit beträgt je nach Größe der Kartoffeln im Backofen bei mittlerer Hitze zwischen 1 und 1 1/4 Stunden. Wenn Sie die Kartoffel auf Ihrem Teller öffnen, ist der Knoblauch geschmolzen und das Fruchtfleisch vom würzigen Aroma des Thymians durchdrungen.

Nudeln

Grundrezept

– Schütten Sie die Nudeln in einen großen Topf mit kochendem, wenig gesalzenem Wasser.
– Rühren Sie sie mit einem Holzlöffel um, damit sie nicht zusammenkleben.
– Spülen Sie die Nudeln ab, sobald sich beim Erhitzen ein weißer Schaum bildet; dadurch werden sie verträglicher. Sie können den Kochvorgang ruhig unterbrechen.
– Bringen Sie erneut frisches, wenig gesalzenes Wasser zum Kochen, und geben Sie die Nudeln hinein; der Kochvorgang beginnt von neuem.
– Kochen Sie die Nudeln, bis sie »al dente« sind.
– Gießen Sie die Nudeln nun ab, und geben Sie sie in eine flache Schüssel. Je nach Geschmack können Sie ein Stück Butter, fein gehackten Knoblauch, Kräuter oder kleingeschnittenes dampfgegartes Gemüse hinzufügen.

Dampfgegartes Gemüse

kurze Garzeit

Zum Dampfgaren eignet sich jedes Gemüse: Spinat, Salat, Spargel, gehobelte oder geriebene Karotten, Staudensellerie, Fenchel, Lauch, Zwiebeln, Brokkoli, Zucchini, grüne Bohnen, Erbsen usw.

Sie können nach Belieben einen Zweig Rosmarin, ein wenig Kümmel oder Minzblätter usw. hinzugeben.

Die Garzeit beträgt nur wenige Minuten, und das Gemüse schmeckt köstlich. Damit das Aroma erhalten bleibt, sollte es noch knackig sein. Mit dieser Methode saugt sich das Gemüse außerdem nicht mit Wasser voll.

In sprudelndem Wasser gekochtes Gemüse

Bringen Sie Salzwasser zum Kochen, und geben Sie das Gemüse hinein. Decken Sie es nicht zu. Sobald das Gemüse gar ist, gießen Sie das Wasser ab. Sofort servieren.

*
* *

Kurz gegartes Gemüse schmeckt mit einem kleinen Stück Butter oder ein paar Tropfen Olivenöl besonders gut.

Gemüseallerlei

Kurze Garzeit

– Schneiden Sie verschiedenes Gemüse Ihrer Wahl klein, z. B. grüne Bohnen, Zucchini, Staudensellerie, Lauch, Fenchel, Zwiebeln usw.

– Geben Sie sie in einen kleinen Topf mit wenig sprudelndem Wasser, damit eine konzentrierte Brühe entstehen kann.

- Leicht salzen und pfeffern.
- Geben Sie eine Knoblauchzehe, 1 Stengel Petersilie und 1 Lorbeerblatt hinzu.
- Lassen Sie das Gemüse ein paar Minuten kochen; es sollte bißfest bleiben.
- Bevor Sie das Gemüse servieren, mischen Sie fein gehackte frische Kräuter darunter, z. B. Koriander, Schnittlauch, Basilikum usw.

Dieses Gemüse eignet sich hervorragend als Beilage zu Nudeln, Grieß oder weißem Reis.

Trockengemüse

Dazu gehören Linsen, Trockenbohnen, Kichererbsen, gespaltene Erbsen, dicke Bohnen usw.

Ich empfehle sie zwei- bis dreimal in der Woche in kleineren Mengen, das heißt nicht mehr als zwei bis drei Eßlöffel, denn sonst entsteht eine Darmgärung, die zur Bildung von Darmgasen und Blähungen führt. Da Trockengemüse sehr gut schmeckt und Ihr Körper es auch benötigt, könnten Sie leicht der Versuchung erliegen, die empfohlene Dosis so manches Mal zu überschreiten!

Die trockenen Hülsenfrüchte werden einige Stunden vor der Zubereitung in Wasser eingeweicht.

- Geben Sie das Gemüse in viel kaltes Wasser.
- Sobald das Wasser zu kochen beginnt, wird es erneuert.
- Wiederholen Sie diesen Vorgang einige Male (dadurch wird das Gemüse leichter verdaulich).

- Geben Sie Thymian, Lorbeer, Zwiebel (mit oder ohne Gewürznelken), Salbei, Bohnenkraut, Petersilie usw. hinzu.
- Lassen Sie das Gemüse leicht kochen, bis es gar ist (je nach Gemüse kann die Garzeit zwischen 20 Minuten und 2 Stunden betragen).
- Mit fein gehackten frischen Kräutern servieren.

Weißer Reis

Grundrezept

- Waschen Sie den Reis.
- Geben Sie ihn anschließend in einen großen Topf mit reichlich heißem Wasser.
- Lassen Sie den Reis 2 bis 3 Minuten kochen; rühren Sie ihn stetig mit einem Holzlöffel um, damit sich die Stärke absetzt (weißer Schaum).
- Waschen Sie den Reis anschließend so lange unter fließend lauwarmem Wasser, bis das Wasser klar bleibt.
- Kochen Sie den Reis erneut in frischem Wasser.
- Wenn sich während des Kochvorgangs wieder weisser Schaum bildet, waschen Sie den Reis noch einmal (er sollte stets in klarem Wasser kochen). Manche Reissorten müssen während der Garzeit mehrmals gewaschen werden.
- Geben Sie grobes Meersalz hinzu.
- Der Reis ist fertig, wenn die Körner nicht mehr kleben, aber noch fest sind.

Reis Kantoneser Art

- Sie benötigen gekochten weißen Reis (siehe Grundrezept);
- 2 bis 3 frische Eier;
- verschiedenes kleingeschnittenes und dampfgegartes Gemüse Ihrer Wahl (grüne Bohnen, Erbsen, Karotten usw.);
- in feine Würfel oder Streifen geschnittener Schinken;
- ganze oder in Stücke geschnittene Shrimps;
- 1 Bund frischen Koriander.
- Hacken Sie 1 Knoblauchzehe sowie 1 bis 2 Zwiebeln klein.
- Gießen Sie ein paar Tropfen Öl in eine beschichtete Pfanne, fetten Sie die Pfanne damit ein, und wischen Sie das überschüssige Fett mit Küchenpapier auf.
- Braten Sie den Knoblauch und die Zwiebeln bei kleiner Flamme an.
- Geben Sie das kleingeschnittene Gemüse und anschließend den Schinken und die Shrimps hinzu.
- Vermengen Sie die Zutaten auf kleiner Flamme.
- Fügen Sie den gekochten Reis hinzu, und mischen Sie ihn gut unter.
- Schlagen Sie die Eier auf, und mischen Sie sie ebenfalls darunter.
- Je nach Geschmack können Sie das Gericht mit 2 Eßlöffeln Sojasauce würzen (ist aber nicht unbedingt notwendig).
- Leicht salzen und pfeffern.

Den Reis in einer Schüssel mit fein gehackten Korianderblättern servieren.

Meine Kräutersauce

ohne Kochen

Paßt gut zu Salaten, aber auch zu Fisch, kaltem Braten, Pellkartoffeln oder gebackenen Kartoffeln.

Geben Sie folgende Zutaten in eine große Schüssel:

– 1 Eßlöffel Dijon-Senf;
– 1 Messerspitze Salz, etwas Pfeffer;
– 1/2 Knoblauchzehe und 1/2 Schalotte, fein gehackt (nach Belieben).
– Vermengen Sie die Zutaten, und gießen Sie je nach Geschmack entweder ein gutes Pflanzenöl oder kaltgepreßtes Olivenöl aus erster Pressung hinzu (oder jeweils 50 % von beiden).
– Schlagen Sie Ihre Vinaigrette wie Mayonnaise.
– Vor dem Servieren mischen Sie nach Belieben und passend zum Gericht fein gehackte frische Kräuter unter die Sauce, z. B. Schnittlauch, Petersilie, Estragon, Basilikum usw.
– Servieren Sie diese cremige Sauce in einer Schale oder Sauciere. So kann sich jeder selbst bedienen.

Brasse in der Folie

Garzeit: ca. 30 Minuten

– Bitten Sie Ihren Fischhändler, eine schöne Brasse auszunehmen und zu schuppen (es gibt drei Sorten von Brassen: die Goldbrasse, die Rotbrasse und den Graubarsch).

Sie können nach demselben Rezept auch einen Seebarsch (Wolfsfisch), Lachs, Adlerlachs oder eine Mischung aus Fischfilets und Meeresfrüchten zubereiten.

- Waschen Sie den Fisch unter fließend kaltem Wasser.
- Trocknen Sie ihn mit Küchenpapier.
- Legen Sie ein großes Stück Alufolie in eine feuerfeste Form.

Bereiten Sie folgende Zutaten vor:

- 1 Bund gehackte Petersilie;
- 2 kleingeschnittene Zwiebeln;
- 2 geschälte und in Scheiben geschnittene Tomaten.

Danach legen Sie folgendes auf die Alufolie:

- 3 Zitronenscheiben;
- ein paar Tomatenscheiben und Zwiebelstücke.
- Legen Sie die Brasse darauf. Auf diesem Gemüsebett liegend kann sie während des Garens nicht an der Aluminiumfolie ankleben.
- Füllen Sie das Innere des Fisches mit ein paar Zweigen frischen oder getrockneten Fenchel sowie etwas Zwiebeln und Tomaten.
- Verteilen Sie die restlichen Zutaten über und um den Fisch.
- Leicht salzen und pfeffern.
- Bedecken Sie ihn mit einem weiteren Stück Alufolie, und schließen Sie die Ränder.
- Im Ofen bei mittlerer Hitze je nach Größe der Brasse ca. 30 Minuten garen lassen (Filets sind schneller fertig). Eine Brasse besteht zu 80 % aus Wasser. Um den Geschmack zu bewahren, empfiehlt es sich deshalb, die Garzeit und nicht die Temperatur zu erhöhen.

Seehecht im Gemüsesud

Garzeit: ca. 20 Minuten

- Kaufen Sie bei Ihrem Fischhändler ein Stück vom Seehecht oder einen ganzen kleineren Seehecht.

Sie können auf dieselbe Weise einen Rochen, einen Kabeljau, eine Makrele usw. zubereiten.

- Waschen Sie den Fisch unter fließend kaltem Wasser.

Geben Sie für den Sud folgende Zutaten in einen großen Schmortopf oder Fischtopf:

- 2 in Scheiben geschnittene Karotten;
- 1 Stange Sellerie;
- 1 Zweig Thymian;
- 1 Bund Petersilie;
- 2 Lorbeerblätter;
- 1 Zwiebel und 1 Knoblauchzehe;
- ein paar Korianderkörner.
- Leicht salzen und pfeffern.
- Legen Sie den Fisch in den Topf, und bedecken Sie ihn mit kaltem Wasser.
- Bringen Sie die Zutaten zum Kochen. Beim ersten Aufkochen nehmen Sie die Hitze zurück und lassen das Gericht bei kleiner Flamme weiterköcheln.
- Nehmen Sie den Fisch vorsichtig aus dem Topf, wenn Sie keinen Fischtopf haben. Achten Sie darauf, daß er nicht zerfällt.
- Lassen Sie ihn gut abtropfen, bevor Sie ihn auf der Platte mit dem Gemüse anrichten.

Lotte mit Knoblauch und Paprikaschoten

Garzeit: 20 Minuten

- Kaufen Sie kleine Lottenschwänze, oder lassen Sie von Ihrem Fischhändler ein Stück Lotte (ohne Gräten) in große würfelförmige Stücke schneiden.
- Waschen Sie die Fischstücke unter fließend kaltem Wasser.
- Trocknen Sie sie mit Küchenpapier.
- Bereiten Sie gelbe, grüne oder rote Paprikaschoten vor (besonders hübsch ist 1/3 von jeder Farbe). Entfernen Sie Stiel und Kerne. Schneiden Sie die Schoten in feine Streifen.
- Gießen Sie ein paar Tropfen Öl in eine beschichtete Pfanne, und wischen Sie sie anschließend mit Küchenpapier aus.
- Braten Sie nun die Fischstücke von allen Seiten goldbraun an.
- Fügen Sie in feine Scheiben geschnittenen Knoblauch hinzu.
- Leicht salzen und pfeffern.
- Geben Sie nun fein gehackte glatte Petersilie und die Paprikaschoten dazu.
- Lassen Sie die Zutaten bei kleiner Flamme 20 Minuten köcheln. Wenden Sie dabei die Fischstücke von Zeit zu Zeit, und achten Sie darauf, daß sie nicht am Boden ankleben. Mit fein gehackter frischer Petersilie servieren.

Pochierte Fischfilets

Garzeit: einige Minuten

- Lassen Sie von Ihrem Fischhändler einen Fisch Ihrer Wahl (Seezunge, Dorsch, Brasse, Lachs usw.) zu Filets schneiden.
- Waschen Sie den Fisch unter fließend kaltem Wasser, und legen Sie ihn beiseite.

Bereiten Sie in der Zwischenzeit einen Fond mit Zutaten Ihrer Wahl zu:

- Karotten, Sellerie, Lauch, Zwiebeln (mit Gewürznelken gespickt), zerdrückter Knoblauch;
- 1 Bund Petersilie, Koriander;
- 1 Zweig Thymian, Lorbeer usw.
- Lassen Sie den Fond 10 Minuten kochen.
- Pochieren Sie die Filets ein paar Minuten in diesem Fond.

Servieren Sie den Fisch mit dem Fond, den Sie zuvor durch ein feines Sieb passieren und mit einer Mischung aus fein gehackten frischen Kräutern (z. B. Schnittlauch, Basilikum, Petersilie, Estragon, Koriander usw.) verfeinern. Garnieren Sie das Gericht mit dem Gemüse aus dem Fond (Karottenscheiben, Lauchstücke usw.).

Jakobsmuscheln mit Limone

kein Kochen

- Lösen Sie das Muschelfleisch aus den Schalen.
- Waschen Sie es unter fließend kaltem Wasser.
- Trocknen Sie es mit Küchenpapier.
- Schneiden Sie das Muschelfleisch in feine Streifen.
- Legen Sie es in eine flache Schüssel.

- Leicht salzen und pfeffern.
- Vermengen Sie in einer Schüssel den Saft einer halben Limone mit 3 Eßlöffeln kaltgepreßtem Olivenöl aus erster Pressung.
- Beträufeln Sie das Muschelfleisch mit der Marinade.
- Streuen Sie fein gehackten Dill und Schnittlauch darüber.
- Mit ein paar grünen Pfefferkörnern verzieren.

Marinierte Fischfilets

kein Kochen

- Bitten Sie Ihren Fischhändler, von einem fangfrischen Fisch Ihrer Wahl (Brasse, Barsch, Thunfisch, Lachs, Makrele, Sardelle usw.) Kopf, Gräten und Innereien zu entfernen und das Fleisch als Filets zurechtzuschneiden. Der Fisch muß absolut frisch sein.
- Legen Sie die Filets in ein Sieb und bestreuen Sie sie mit grobem Meersalz.
- 30 Minuten ruhen lassen.

In der Zwischenzeit:
- Geben Sie etwas Olivenöl und den Saft einer Zitrone in eine Schüssel.
- Reiben Sie etwas frischen Ingwer darüber.
- Vermengen Sie Olivenöl, Zitrone und Ingwer, und geben Sie die Hälfte der Marinade in eine flache Schüssel.
- Waschen Sie die Filets, und trocknen Sie sie mit Küchenpapier.
- Legen Sie die Filets einzeln in die Schüssel, wobei die Seite des Fischfleisches in der Marinade zu liegen kommt.

- Beträufeln Sie die Filets mit dem Rest der Zutaten.
- Lassen Sie sie 30 Minuten im Kühlschrank marinieren.
- Mit ein paar frischen Korianderblättern oder Schnittlauch servieren.

Hähnchen mit Zitrone

Garzeit: 1 Stunde

- Lassen Sie von Ihrem Metzger ein Brathuhn zerlegen, und bitten Sie ihn, die Haut und das überschüssige Fett zu entfernen.
- Waschen Sie die Stücke unter fließend kaltem Wasser.
- Hacken Sie 2 große Zwiebeln, 2 Knoblauchzehen, je 1 kleinen Bund Petersilie und Koriander und 1 Stück frischen Ingwer klein.
- Streuen Sie (je nach Geschmack) etwas gemahlenen Safran und Zimt darüber.
- Geben Sie alles in einen großen Topf.
- Leicht salzen und pfeffern.
- Lassen Sie das Ganze 5 Minuten bei großer Flamme braten, damit das Fleisch leicht anbräunt.
- Wenden Sie die Fleischstücke öfters.
- Nehmen Sie die Hitze zurück, und lassen Sie das Gericht 1 Stunde bei kleiner Flamme schmoren.
- Nach Belieben können Sie 15 Minuten vor Beendigung der Garzeit Zitronenscheiben und Oliven hinzugeben.

Mit frisch gehacktem Koriander servieren.

Gegrilltes Perlhuhn
mit Safran und Ingwer

Garzeit: 1 Stunde

– Lassen Sie von Ihrem Metzger ein Freilandperlhuhn (ohne Speckscheiben) vorbereiten.

Sie können nach demselben Rezept Hähnchen oder Truthahn zubereiten.

Geben Sie folgende Zutaten in eine Schüssel:

– 1 Bund fein gehackte Petersilie;

– 2 gehackte Zwiebeln;

– 2 Knoblauchzehen;

– 1 Stück frischen geriebenen Ingwer oder gemahlenen Ingwer;

– 1 Prise Zimt;

– 1 Prise Safran;

– Salz und Pfeffer.

– Geben Sie 1/2 Glas Wasser hinzu.

– Die Zutaten mischen.

– Streichen Sie die Mischung unter die Haut des Perlhuhns (sie läßt sich leicht abheben); achten Sie darauf, daß sie dabei gut verteilt wird.

– Schieben Sie das Perlhuhn in einer feuerfesten Form in den vorgeheizten Ofen, und lassen Sie es bei mittlerer Hitze sanft garen.

– Übergießen Sie das Fleisch regelmäßig mit dem Bratensaft, und wenden Sie es mehrere Male. Das Perlhuhn sollte goldbraun, aber nicht trocken sein.

Hühnerfond

Garzeit: 15 Minuten

Paßt zu Hähnchen, Truthahn, Perlhuhn und allen im Ofen gegarten Geflügelarten.

- Hacken Sie 1 Zwiebel, 1 Knoblauchzehe, wenig frischen Ingwer und 2 Stengel Petersilie klein.

Geben Sie folgende Zutaten hinzu:

- 2 Glas Wasser;
- gemahlenen Zimt;
- Hähnchenmagen und -leber, zerkleinert.
- Lassen Sie alles auf kleiner Flamme köcheln.

Übergießen Sie Ihr Geflügel während des Garens mit diesem Fond.

Brathuhn mit Thymianblüten

Garzeit: 5 Minuten

- Bitten Sie Ihren Metzger, von einem Hähnchen Knochen und Haut zu entfernen.
- Schneiden Sie weiße Fleisch in Würfel.
- Lassen Sie die Fleischstücke in einer beschichteten Pfanne bei kleiner Flamme ohne Fett leicht anbraten.
- Leicht salzen und pfeffern.
- Geben Sie frischen Thymian (ohne Stengel) hinzu.

Sofort servieren.

Kalbsbraten mit Curry

Garzeit: 1 Stunde

- Lassen Sie von Ihrem Metzger einen zarten Kalbsbraten (Milchkalb) vorbereiten.
- Schneiden Sie 4 große Zwiebeln in kleine Stücke.

- Bringen Sie in einem kleinen Topf Wasser zum Kochen.
- Tauchen Sie 4 Tomaten 20 Sekunden lang in das siedende Wasser, und nehmen Sie sie wieder heraus. Jetzt können Sie die Haut problemlos abziehen.
- Schneiden Sie sie in Stücke.
- Legen Sie 2 Lorbeerblätter, 1 Thymianzweig, Currypulver, 1 Bund frische Petersilie oder frischen Koriander bereit.

Braten Sie das Fleisch in einer beschichteten Pfanne (ohne Fett) bei kleiner Flamme von allen Seiten an.

- Geben Sie die Lorbeerblätter und den Thymian hinzu.
- Leicht salzen und pfeffern.
- Das Fleisch mit Curry bestreuen.
- Lassen Sie den Braten 1 Stunde lang bei kleiner Flamme zugedeckt schmoren, und achten Sie darauf, daß das Fleisch nicht am Boden anbrennt.
- Wenden Sie den Braten häufig.
- Gießen Sie während des Garens etwas heißes Wasser hinzu, um den Bratensaft zu strecken.
- Geben Sie 15 Minuten vor Beendigung der Garzeit die gehackte Petersilie hinzu.

Den Braten vor dem Servieren in Scheiben schneiden und den Bratensaft mit frisch gehackter Petersilie bestreuen.

Buchweizen-Crêpes

Für vier Personen:
- 250 g Buchweizenmehl;
- 4 frische Eier;

- 1/2 Eßlöffel Pflanzenöl;
- 1 Messerspitze Salz;
- ca. 5 dl Milch.
- Geben Sie das Mehl in eine Schüssel, und schlagen Sie unter ständigem Rühren ein Ei nach dem anderen hinein, um eine homogene Masse zu erhalten.
- Gießen Sie vorsichtig die Milch hinzu, ohne mit dem Rühren aufzuhören.
- Wenn der Teig glatt (ohne Klümpchen) ist, geben Sie Salz und Öl hinein.
- Der Teig sollte vor der Verwendung mindestens 1 Stunde ruhen.

Mousse au chocolat

ohne Kochen

- Wählen Sie eine gute Zartbitterschokolade.
- Für 200 g Schokolade benötigen Sie 6 frische Eier.
- Lassen Sie die Schokolade unter ständigem Rühren mit einem Holzspachtel im Wasserbad schmelzen.
- Trennen Sie das Eiweiß und Eigelb.
- Schlagen Sie das Eiweiß zu Schnee.
- Rühren Sie das Eigelb unter die abgekühlte Schokolade.
- Heben Sie den Eischnee vorsichtig unter das Ganze.
- Gießen Sie die Masse anschließend in ein Gefäß.

Die Mousse 2 Stunden lang in das Tiefkühlfach stellen, damit sie fest wird.

Kurz vor dem Servieren aus dem Kühlschrank nehmen.

Meine bevorzugten Kräuter

Florence Pallardy

Sie sind alle basenbildend.

Schnittlauch, Estragon, Basilikum, Sauerampfer, glatte oder krause Petersilie, Dill, Koriander, Minze, Eisenkraut, Kerbel, Thymian, Bohnenkraut, Rosmarin, Salbei, Lorbeer, Fenchel usw. – die Liste der Gewürzpflanzen ist so unendlich wie ihre therapeutischen Eigenschaften: Sie regulieren die Verdauung, wirken aphrodisierend usw. Man verwendet sie, um neue Gerichte zu kreieren, Speisen zu würzen, den Geschmack eines Gerichts zu verfeinern usw.

Außerdem – und das ist für das Schlankwerden wichtig – neutralisieren sie säurebildende Speisen.

– Getrocknete Kräuter sind geschmacksintensiver als frische Kräuter.

– Einige frische Kräuter wie Basilikum verlieren während des Kochens an Würze. Man sollte sie also erst am Ende des Kochvorgangs hinzugeben.

– Manche Gewürzpflanzen wie Thymian, Rosmarin, Lorbeer, Salbei, Oregano usw. bewahren ihren Duft ebensogut im getrockneten wie im frischen Zustand.

– Andere dagegen verlieren ihr Aroma, wenn sie getrocknet werden. Dazu gehören Petersilie, Schnittlauch und Basilikum.

Auf alle Fälle sollten Sie nach einem Jahr Ihren Bestand an getrockneten Küchenkräutern erneuern, denn mit der Zeit geht das Aroma verloren.

– Bestimmte Kräuter mit sehr starker Würzwirkung,

wie Salbei, Rosmarin usw., sollten Sie sehr sparsam verwenden.

Die meisten Gewürzpflanzen sind im Supermarkt frisch, getrocknet oder gefriergetrocknet erhältlich. Überzeugen Sie sich auf dem Etikett, daß das Produkt keine chemischen Zusätze enthält.

Auf dem Wochenmarkt können Sie Kräuter je nach Jahreszeit frisch kaufen und selbst trocknen oder einfrieren.

Für das Einfrieren hacken Sie die frischen Kräuter klein und füllen sie getrennt oder gemischt in eine Eiswürfelschale. So können Sie für die Zubereitung Ihrer Gerichte bequem einen Basilikum- oder Petersilienwürfel entnehmen.

Vielleicht bekommen Sie auch Lust, Ihre Küchenkräuter selbst anzupflanzen, wenn Sie über einen kleinen Garten oder Hof verfügen. Aber selbst in einem kleinen Appartement können Sie in der Küche ein paar Töpfe oder eine Schale mit den Kräutern plazieren, die Sie täglich benötigen: Petersilie, Schnittlauch, Basilikum usw.

▶ Petersilie

Es gibt zwei Arten von Petersilie, die glatte und die krause. Ich persönlich bevorzuge die aromatischere glatte Petersilie, die ich in fast all meinen Kochrezepten (Fischfonds, Fisch im Backofen, gebratenes Fleisch oder Geflügel) und für meine Kräutersauce für Rohkost verwende. Außerdem streue ich sie gern über das Gemüse, bevor ich es serviere. Petersilie hat eine leicht abführende und harntreibende Wirkung. Sie regt die Verdauung an, ist reich an Vitaminen, insbesondere an Vitamin C, sowie an Mineralstoffen und Spurenelementen (Eisen, Jod, Magnesium usw.).

▶ Koriander oder chinesische Petersilie

Die Pflanze weist eine gewisse Ähnlichkeit mit unserer Petersilie auf, ist jedoch feiner und zarter, und die Früchte werden als Gewürz verwendet. Als Heilpflanze wirkt Koriander ausgezeichnet gegen Verdauungsbeschwerden (Koliken, Blähungen usw.). Im Mittelalter wurde er den Liebesträoken beigemischt.

Koriander wird in der asiatischen Küche sowie im Mittelmeerraum sehr häufig verwendet.

Ich mag seinen angenehm pikanten und würzigen Geruch. Daher verwende ich ihn häufig sowohl frisch in einer Kräutersauce als auch gekocht in meinen Lammgerichten, für dampfgegarten Fisch, in Fischbrühen usw.

▶ Kerbel

Kerbel ist eine delikate Würzpflanze, die leicht nach Anis duftet.

Im Mittelalter wurde er als harntreibende, leber- und nierenentschlackende Heilpflanze zur Behandlung von Kreislaufbeschwerden verschrieben.

Ich verwende Kerbel stets frisch, zusammen mit anderen Kräutern für mcine Kräutersauce, aber auch zum Garnieren von Gemüse, Salaten oder Geflügel.

▶ Schnittlauch

Dieser kleine Bruder des Knoblauchs ähnelt im Geschmack der Zwiebel. Ich verwende ihn sehr häufig und stets roh. Die feingeschnittenen Stengel gebe ich zu Salaten, Rühreiern, Omelettes und gekochtem Gemüse. Schnittlauch eignet sich auch hervorragend als Garnitur.

▶ Estragon

Estragon ist eine sehr aromatische Gewürzpflanze und kann eine einfache Speise in ein raffiniertes Gericht verwandeln. Ich stecke gern ein paar Estragonzweige in das Innere von Geflügel, bevor ich es in den Ofen schiebe. Für meine Kräutersauce hacke ich einige Blätter fein. Estragon fördert die Verdauung und hat zahlreiche weitere wohltuende Eigenschaften ...

▶ Salbei

Der nach Kampfer duftende Salbei fällt durch seine schönen mandelförmigen grünen Blätter auf.

Salbei ist eine vielseitig verwendbare Heilpflanze. Er hilft bei Verdauungsbeschwerden, bekämpft Verstopfung und Müdigkeit. Gurgeln mit Salbeitee lindert Entzündungen der Mund- und Rachenschleimhaut.

Bei den Römern galt Salbei als heiliges Kraut. Ich verwende ihn frisch oder getrocknet für meine Fisch- und Fleischgerichte sowie als nervenstärkenden und verdauungsfördernden Tee. Geben Sie dazu einige frische Salbeiblätter in kaltes Wasser; 5 Minuten kochen und 5 weitere Minuten ziehen lassen. Trinken Sie jeweils morgens oder nach dem Mittagessen eine Tasse des abgekühlten Tees in kleinen Schlucken.

▶ Basilikum

Basilikum hat sehr aromatisch duftende Blätter und gilt als Heilpflanze mit krampflösender, verdauungsfördernder und revitalisierender Wirkung. Das zarte Gewächs eignet sich nicht zum Kochen.

Ich verwende Basilikum für meine Kräutersauce für Salate und Rohkost und streue ihn frisch über Nudeln und Gemüse.

Picasso vertraute meinem Mann, dessen Patient er war, eines Tages an, daß das Basilikum, das er selbst auf den Hügeln von Saint-Paul erntete, eines der Geheimnisse seiner Vitalität sei. Er erklärte, daß die bei Morgengrauen gepflückten Blätter seinen Bauch, aus dem er den Großteil seiner Energie bezog, gesund erhielten.

▶ Rosmarin

Rosmarin hat ein kampferartiges Aroma. Diese Gewürz- und Heilpflanze ist ein Stärkungsmittel für müde oder depressive Menschen, sie regt die Herztätigkeit an, fördert die Verdauung und wirkt harntreibend.

Da Rosmarin sehr stimulierend wirkt, verwende ich ihn sparsam. In hohen Dosen kann er eine gegenteilige Wirkung haben.

In meiner Küche schätze ich Rosmarin als Würzmittel für Fleisch und Fisch oder trinke ihn als Tee zur Entschlackung von Leber und Gallenblase.

▶ Thymian

Es gibt verschiedene Arten von Thymian (Echter Thymian, Feldthymian, Sandthymian bzw. Quendel). Ihre Eigenschaften sind identisch, und ihr Duft erinnert an Zitrone oder Eisenkraut. Ich würze meine Brühen sowie gegrillten Fisch oder Fleisch mit frischem oder getrocknetem Thymian.

▶ Lorbeer

Seine schönen, leuchtenden Blätter haben einen würzigen Geschmack und zudem eine keimtötende Wirkung.

Lorbeer regt die Verdauung an, wirkt harntreibend und desinfizierend.

Getrocknete und zerstoßene Lorbeerblätter haben eine besonders hohe Würzkraft.

Ich verwende ihn stets für Brühen, Braten und Fisch im Backofen.

▶ Dill

Dill hat ein leichtes Anisaroma. Er wirkt beruhigend und verdauungsfördernd.

Er darf in meinen im Backofen oder in der Folie zubereiteten Fischgerichten auf keinen Fall fehlen.

▶ Minze

Es gibt verschiedene Arten von Minze (grüne Minze, Pfefferminze usw.), die alle dieselben Eigenschaften aufweisen: Sie wirken verdauungsfördernd und keimtötend, erfrischen den Atem und stimulieren die Manneskraft. Minze ist ein Stärkungsmittel für den Organismus, das man nicht über einen längeren Zeitraum zu sich nehmen sollte. Ich trinke Minze als Tee oder garniere Obstsalate damit.

▶ Zwiebel

Die Zwiebel ist eine besonders aromatische Knolle, die aus meiner Küche nicht wegzudenken ist.

Ich verwende sie fein gehackt oder in Scheiben geschnitten für meine Fisch- und Fleischgerichte, für Gemüse oder unzerkleinert für Brühen.

Wie Knoblauch hat die Zwiebel eine keimtötende und entzündungshemmende Wirkung. Außerdem fördert sie die Verdauung und reinigt den Organismus.

▶ Knoblauch

Eine Knoblauchknolle besteht aus acht bis zehn Zehen. Der intensive Duft und Geschmack des Knoblauchs ist nicht jedem angenehm. Knoblauch hat eine bakterienhemmende Wirkung und regeneriert die Darmflora. Außerdem spricht man ihm blutdruckregulierende Eigenschaften zu.

Ich verwende ihn fein gehackt und in kleinen Mengen in meiner Kräutersauce, aber auch zerdrückt für Brühen oder Geflügel.

Kleine Nahrungsmittelheilkunde von Pierre Pallardy

Trinken, um schlank zu werden: Wasser

•

Wein und andere alkoholische Getränke

•

Obst- oder Gemüsesäfte und Obst

•

Milchprodukte

•

Getreide

•

Gemüse

•

Fisch

•

Geflügel

•

Fleisch

•

Fette

•

Salz

•

Gewürze und Würzmittel

•

Honig

•

Marmelade

Trinken, um schlank zu werden: Wasser

Auch wenn manche es für unwahrscheinlich halten, besteht unser Körper zu einem Großteil aus Wasser. Das Wasser umgibt unsere Zellen und Fasern, es transportiert die Nährstoffe in unserem Organismus, ermöglicht den Austausch, verzögert den Alterungsprozeß usw. Das im Körper allgegenwärtige Wasser hat eine wichtige Funktion, die oft falsch verstanden wird. Ein Beispiel: Viele Menschen glauben, daß Wasser schlank macht, und trinken deshalb täglich zwei bis drei Liter davon.

Das aber ist ein gefährlicher Irrtum. Abgesehen von einigen Ausnahmefällen (intensive sportliche Betätigung, bestimmte Krankheiten) muß der Körper das überschüssige Wasser über die Nieren oder als Schweiß ausscheiden – eine für den Organismus anstrengende Arbeit, die Müdigkeit und einen zu hohen Verlust von Mineralstoffen nach sich zieht. Das nicht ausgeschiedene Wasser bleibt in den Zellen zurück und bewirkt die Bildung von »Zellulitis« im Bindegewebe.

Weitere Folgen sind Verdauungsstörungen, eine verminderte Nierentätigkeit, schwere Beine sowie allgemeine Erschöpfung. Gleichzeitig stellt sich ein gegenteiliger Effekt des angestrebten Ziels ein, nämlich eine Gewichtszunahme.

All diese Symptome sind besonders ausgeprägt, wenn man kalkhaltiges Wasser trinkt oder eine Milchdiät macht (zuviel Kalzium). Das gilt für viele Frauen, die eine Mahlzeit überspringen und statt dessen ein Ersatzprodukt auf Milchbasis zu sich nehmen.

Verlassen Sie sich auf die Signale Ihres Körpers, denn er weiß, wann er Wasser braucht.

– *Trinken Sie, wenn Sie Durst haben.* Achten Sie auf eine täglich ausreichende Wasserzufuhr, und lernen Sie, die ersten Anzeichen eines Austrocknens (trockener Mund, trockene Haut, Fieber usw.) rechtzeitig zu erkennen.

– *Trinken Sie in kleinen Mengen* 1 bis 1,5 Liter Wasser über den Tag verteilt. Dieser Bedarf kann bei Hitze oder intensiver körperlicher Betätigung beträchtlich höher sein.

Bei Tisch empfehle ich nicht mehr als ein Glas Wasser pro Mahlzeit (um den Nahrungsbrei nicht zu verwässern).

– *Trinken Sie in kleinen Schlucken,* um den Magenpförtner zu schonen.

Achten Sie darauf, daß das Wasser Zimmertemperatur hat. Eisgekühltes oder heißes Wasser greift die Magenwand stark an.

– *Trinken Sie kein Leitungswasser.*

Leitungswasser hat immer seltener Trinkqualität, darum warnen Experten davor.

In unserem Trinkwasser sind immer häufiger Nitratrückstände (Nitrat wird in der Landwirtschaft als Dünger verwendet) nachweisbar, die die zulässige Höchstgrenze überschreiten. In manchen Regionen ist das Wasser schlicht und einfach ungenießbar. Nitrate können zur sogenannten Säuglingsblausucht führen, die tödlich enden kann. Außerdem gelten sie als krebserregend. Wenn Sie in einem Risikogebiet leben, sollten Sie vorsichtshalber Mineralwasser trinken.

– *Wählen Sie ein Wasser mit niedrigem Mineralgehalt.* Stark mineralisiertes Wasser enthält bestimmte Wirkstoffe. Ihr Arzt kann Ihnen das Wasser empfehlen, das für Sie geeignet ist.

Ich persönlich wechsle regelmäßig die Marke.

Bei einem kontrollierten und mäßigen Konsum kann Wasser Ihnen beim Abnehmen durchaus helfen.

Wein und andere alkoholische Getränke

Nichts liegt mir ferner, als Ihnen den Genuß von Wein zu verbieten. Wein ist eines der edelsten Erzeugnisse unserer Zivilisation und ein Vergnügen für den Gaumen. Wein hat zudem nicht zu unterschätzende Qualitäten. Dank der darin enthaltenen Gerbsäure, die ihm einen leicht sauren Geschmack verleiht, fördert er die Verdauung von Fleisch und Käse. Wein enthält außerdem Glukose, Fruchtzucker und in geringen Mengen auch Vitamine, Mineralstoffe und Spurenelemente.

Ich empfehle Ihnen nur, Ihren Weinkonsum auf ein bis zwei Glas pro Mahlzeit zu beschränken und keine verschnittenen Weine zu kaufen, deren Säuregehalt sehr hoch ist. Gute Weine sind im Handel zu akzeptablen Preisen erhältlich. Trinken Sie nicht verschiedene Weine gleichzeitig, und seien Sie enthaltsam, wenn Sie Medikamente nehmen. Wenn Sie diese Regeln beachten, kann das Trinken von Wein Ihren Bemühungen um eine schlanke Figur nicht schaden.

Das gilt in keiner Weise für Getränke mit einem hohem Alkohol- und Zuckergehalt, die sich als wahres Gift erweisen können und Ihre Anstrengungen, überschüssige Pfunde loszuwerden, in jedem Fall zunichte machen. Verzichten Sie also auf alles Hochprozentige, vom Cocktail über Cognac, Armagnac, Wodka usw. bis hin zum

Whisky. All diese Produkte bewirken eine Gewichtszunahme.

Bier

Als Getränk, das durch alkoholische Gärung aus Gerstenmalz, Wasser, Hopfen und Hefe hergestellt wird, enthält Bier Kohlenhydrate (4 bis 7 %), Natrium, Kalium, Magnesium und einige Vitamine der B-Gruppe.

Sein Alkoholgehalt variiert im allgemeinen von 2 bis 5,5 %. Wie alle durch Gärung entstandenen Produkte kann Bier Blähungen und Koliken verursachen. Außerdem führt es zu einer Gewichtszunahme. Ich rate davon ab.

Cidre

Cidre ist ein Getränk mit einem Alkoholgehalt von ca. 5 %, das aus Äpfeln hergestellt wird und viele Vitamine und Mineralstoffe, aber auch Zucker, nämlich Fruchtzucker, enthält. Deshalb muß während Ihrer Diät auch dieses Getränk von der Liste gestrichen werden.

Obst- oder Gemüsesäfte und Obst

Ärzte, Ernährungswissenschaftler und Naturheilpraktiker sind bezüglich des Obstkonsums geteilter Meinung.

Die einen empfehlen, Obst stets zu Beginn einer Mahlzeit zu essen, und raten von einer Kombination mit anderen Lebensmitteln ab. Andere meinen, es sei am besten, Früchte morgens auf nüchternen Magen zu verzehren. Ich selbst war mir lange nicht sicher. Ich gestehe, daß ich mich im Vertrauen auf die mir während meines Studiums übermittelten Informationen lange in einem Irrtum befand: Ich empfahl den Genuß von Obstsäften am Morgen, wobei ich meine Kindheitserinnerungen auf dem Land außer Acht ließ: Niemals sah ich einen Bauern morgens auf nüchternen Magen einen Apfel oder eine Birne essen und schon gar keinen Obstsaft trinken.

Heute weiß ich aufgrund meiner beruflichen Erfahrung, daß die Blähungen meiner Patienten abklingen und die Gewichtsabnahme schneller erfolgt, wenn ich ihnen empfehle, morgens und zwischen den Mahlzeiten auf Obst und Fruchtsäfte zu verzichten.

Viele Menschen glauben noch immer, ein guter Obst- oder Gemüsecocktail morgens nach dem Aufwachen sei der Gesundheit förderlich!

Vielleicht war Ihnen bisher der Zusammenhang zwischen dem Genuß eines Safts oder einer Frucht auf nüchternen Magen und den unangenehmen Empfindungen wie Aufstoßen oder Sodbrennen, die Sie im Laufe des Vormittags verspürten, nicht klar.

Entgegen der Meinung der meisten Ernährungswissenschaftler rate ich deshalb allen, die zu einer Übersäuerung des Magens neigen, von Obst und Obstsäften auf nüchternen Magen ab (Obst gärt im Magen und bewirkt eine Gärung sämtlicher Lebensmittel, die wir anschließend essen).

Nach dem Essen dagegen verflüssigt Obst – nicht aber Obstsaft – den Nahrungsbrei. Es bewirkt die Auflösung gesundheitsschädlicher Fettstoffe sowie eine Senkung des Cholesterinspiegels.

*
* *

Das Frühstück, das wir im Hotel, im Flugzeug, im Zug oder im Krankenhaus serviert bekommen, ist aufgrund

der Fülle von säurebildenden Nahrungsmitteln – Obstsäften, Kaffee, Tee (mit Milch oder Zitrone), Milch, Ge-
treideprodukten, Croissants, Hefegebäck, Marmelade,
Honig usw. – eine Herausforderung an unsere Gesundheit.

Es beeinträchtigt unser Wohlbefinden und fördert die
Gewichtszunahme.

Obst sowie Obst- oder Gemüsesäfte sind in südlichen
Regionen und im Sommer verträglicher. Sie haben eine
erfrischende Wirkung, und die Säuren werden besser
abgebaut. Aber Achtung, die Säfte sollten stets frisch
gepreßt und in kleinen Schlucken getrunken werden (so
sind sie weniger säurebildend).

Vorsicht vor einer Obstdiät

Wird eine Obstdiät im Winter oder in einem kalten Klima
über einen längeren Zeitraum durchgeführt, kann sie
sich für erschöpfte, nervöse Menschen, Diabetiker, die
noch nichts von ihrer Krankheit wissen, und generell für
Menschen mit einem geschwächten vegetativen Nervensystem als sehr gefährlich erweisen.

Bei einem übermäßigen Obstgenuß erhält der Organismus zu wenig Proteine, Mineralstoffe, Phosphor, Kalzium usw., die ihm normalerweise durch andere Nahrungsmittel zugeführt werden. Er ist nicht mehr in der
Lage, die Fruchtsäuren zu neutralisieren.

Die möglichen Folgen einer solchen Diät sind ver-
mehrte Muskelkrämpfe, Blutarmut, Blutdruckabfall, ein
Vitalitätsverlust, Frösteln, Muskelschwund, Schlaflosigkeit, ein Verlust der Libido usw.

Eine Obstdiät sollte nur in warmen Ländern oder im
Sommer an einem Tag der Woche durchgeführt werden.

Sie ist als Methode der Entschlackung ausschließlich jenen Menschen zu empfehlen, die sehr vital sind und unter keinem Mineralstoff- oder Flüssigkeitsmangel leiden.

Milchprodukte

Vollmilch, fettarme Milch, sterilisierte oder homogenisierte Milch, Trockenmilch, Kondensmilch, Sauermilch, Käse, Joghurt, Magerquark, Sahnequark, Creme-Desserts, Crème fraîche, fettreduzierte oder mit Geschmacksverstärkern, Fruchtzusätzen, Zucker, Farbstoffen, Konservierungsmitteln und Stabilisatoren versetzte und mit Vitaminen angereicherte Produkte ... Die Liste verfremdeter Milchprodukte ist lang und mannigfaltig.

Während die eiweiß- und kalziumreichen Milchprodukte bei Kindern zweifellos das Wachstum fördern, ist beim Erwachsenen die Fähigkeit, Milchprodukte zu verdauen, eingeschränkt, und für die meisten sind sie völlig unverdaulich geworden.

Zwischen dem siebten und zehnten Lebensjahr geht im Magen des Kindes die Produktion des milcheiweißspaltenden Enzyms allmählich zurück. Der Verzehr von Milchspeisen muß also zugunsten von gering fermentierten und fettarmen Käsesorten (Beaufort, Comté, Ziegenkäse) eingeschränkt werden.

Folgende drei Beispiele geben Ihnen Aufschluß über das Konzentrationsverhältnis bestimmter Milchprodukte:

– Für die Herstellung eines Sahnejoghurts benötigt man 1/4 Liter Milch;

– für 100 g Quark 1 Liter Milch;

– für 100 g Greyerzer Käse ebenfalls 1 Liter Milch.

Dabei sollte die tägliche Ration eines Erwachsenen, der bei guter Gesundheit ist und Milchprodukte verträgt, 1 Glas Milch pro Tag – oder das Äquivalent an Milchprodukten – nicht überschreiten.

Milchprodukte enthalten viel Kalzium. Eine übermäßige Kalziumzufuhr ist gefährlich, auch wenn manche immer noch glauben, daß der Kalziumgehalt der besondere Vorzug von Milchprodukten sei. Da Milchprodukte außerdem sehr kohlenhydrathaltig sind, verstärken sie die Darmgärung und verzögern den Verdauungsprozeß. Bedenken Sie: Der Genuß von Käse zum Abschluß einer Mahlzeit kommt einer zweiten Mahlzeit gleich.

Jetzt verstehen Sie auch, wie ich über den Verzehr mehrerer Joghurts täglich oder Milchprodukte als Grundnahrungsmittel überhaupt denke. Hauptsächlich Frauen bevorzugen Diätprodukte (von der Werbung wärmstens empfohlen) aus Apotheken und Reformhäusern (was teuer ist muß ja auch gut sein!). Sie dienen als Mahlzeitenersatz und sind auf Milchbasis, halbflüssig bis flüssig mit Schokoladen-, Vanille-, Kaffee-, Zitronengeschmack usw. (um sie schmackhafter zu machen). Diese Diätprodukte bringen das gesamte vegetative Nervensystem durcheinander (siehe Seite 57) und haben manchmal katastrophale Folgen für die Gesundheit (Niereninsuffizienz, Nierenverkalkung usw.).

Im übrigen finde ich es empörend, daß die Nahrungsmittelindustrie mit Gesichtern von bekannten Persönlichkeiten (zum Beispiel Schauspielern) leichtgläubige

Frauen und Männer zum Kauf von sogenannten Schlankheitsprodukten verführen will, die sich nicht selten als sehr gesundheitsschädlich erweisen.

Getreide

Unter Getreide versteht man sämtliche Kornarten, die die Basis der menschlichen Ernährung bilden: Reis, Mais, Weizen, Gerste, Hirse, Roggen, Hafer, Buchweizen usw.

Seit Jahrhunderten werden Getreidekörner gemahlen oder gekocht für die Zubereitung von Speisen verwendet oder zu Mehl vermahlen, aus dem der Teig für Brot, Fladen, Eierkuchen oder Backwerk hergestellt wird.

Die Verarmung der Kulturböden und die modernen Techniken der Ertragssteigerung haben das Getreide anfälliger für Krankheiten gemacht. Der Mensch muß künstliche Düngemittel, Pestizide und sonstige chemische Produkte einsetzen, um die Ernte zu sichern.

So kommt es, daß Getreidearten, die noch vor fünfzig Jahren absolut verträglich waren, weil sie ihren vollen Nährwert besaßen, heute Blähungen, Reizungen der Darmschleimhaut, Darmerkrankungen und -entzündungen, Verstopfung usw. verursachen. Ich stelle dies täglich in meiner Praxis fest, wenn ich den Bauch meiner Patienten untersuche.

Manche haben daher Vollkornprodukte wie Haferflocken, Buchweizen-Crêpes, Vollkornbrot, Roggen- oder Kleiebrot ganz von ihrem Speiseplan gestrichen und sind auf Produkte aus Weißmehl umgestiegen. Dieses Mehl ist meiner Meinung nach wesentlich schädlicher, weil es keine Nährstoffe mehr enthält und im Körper giftige

Ablagerungen zurückläßt, die zu einer Verschlackung des Darms führen.

Aus diesen ausgemahlenen Körnern werden Weißbrot, Toastbrot, Kuchen und Gebäck (Lebkuchen, Croissants, süße Brötchen, Hefegebäck usw.) sowie Frühstücksprodukte (Müslis, Flocken, Mais- und Weizenzubereitungen, Reis mit Zucker-, Karamel- oder Schokoladenüberzug, mit Trocken- oder Ölfrüchten) hergestellt. Diese zuckerhaltigen Kornprodukte rufen eine erhöhte Absonderung von Verdauungssaft hervor. Dadurch kommt es zu einer verzögerten Entleerung des Magens und einer verstärkten Darmgärung – im Verdauungskanal wird der ideale Boden für chronische Verdauungsstörungen und Verstopfung geschaffen.

Nicht selten stelle ich fest, daß meine Patienten morgens appetitlos sind und daher auf das Frühstück verzichten. Dieses beschränkt sich dann auf ein anregendes Getränk wie Kaffee oder Tee, nur damit die »Maschine in Gang kommt«. Diese Fehlernährung macht sich tagsüber natürlich in Form von Energiemangel, Anzeichen von Schwäche, mangelnder Gedächtnisleistung, körperlicher und geistiger Ermüdung bemerkbar und zieht unweigerlich eine Gewichtszunahme nach sich.

Wenn ich meinen Patienten rate, ihren Konsum von Vollkornprodukten auf zwei Butterbrote morgens zu beschränken und alle säurebildenden Lebensmittel wegzulassen, fühlen sie sich schnell besser. Gleichzeitig wird ihr Bauch wieder flach! Sie nehmen innerhalb weniger Wochen ab, und sogar die Beschwerden meiner Patienten mit Allergieproblemen (Asthma, chronische Bronchitis, Akne, Schuppenflechte, Ekzeme usw.) verschwinden. All meine Patienten, deren neurovegetativen Störungen wir beheben konnten, sind auch schlanker geworden. Gleichzeitig klangen, wie bereits gesagt, vorhandene Allergieprobleme allmählich ab und verschwanden schließlich ganz.

Gemüse

Da Gemüse wertvolle basenbildende Substanzen enthält, rüstet es uns am besten gegen die Angriffe von Säuren. Manche Gemüsearten sind sehr kalorienarm (Salate, grünes Gemüse), alle sind jedoch reich an den Vitaminen B und C sowie an Mineralstoffen und Spurenelementen (Eisen, Kupfer, Magnesium, Kalium und Kalzium). Gemüse fördert die Verdauung von Kohlenhydraten (Nudeln, Reis, Linsen usw.) sowie von Fleisch, Geflügel und Fisch. Es lockert den Nahrungsbrei. Deshalb sollte man es zu jeder Mahlzeit essen. Aber welches? Die große Familie der Gemüse umfaßt die verschiedensten Arten. Wir werden sie im einzelnen besprechen.

Knollengemüse

Die Kartoffel ist eines der wichtigsten Nahrungsmittel, das Säuren neutralisiert. Zu unrecht wird sie aus allen Schlankheitskuren verdammt. Ich meine, daß sie nur jene dick macht, die zuviel davon essen. Die Kartoffel hat viele Vorzüge. Aufgrund ihres hohen Stärkegehalts ist sie ein perfekter Ersatz für Getreide, dessen säurebildenden Eigenschaften sie nicht besitzt. Sie ist reich an Kalium, Aminosäuren und den Vitaminen B, Niazin und C. Eine feste Kartoffel mit gelbem Fruchtfleisch (besonders eiweißhaltig) ist sehr bekömmlich. Sie sollte eine regelmäßige Form und eine glatte, fleckenlose Haut haben (grüne Flecken enthalten giftige Substanzen) und nicht mehlig sein. Von April bis Juli sollten Sie Frühkartoffeln kaufen.

Rohe Kartoffeln müssen nach dem Schälen sofort verarbeitet werden, weil sie sonst oxidieren und sich dunkel verfärben. Man kann sie kurzzeitig, aber niemals von einer Mahlzeit bis zur nächsten, in einem Gefäß mit kaltem Wasser aufbewahren.

Fritierte Kartoffeln schmecken hervorragend (vorausgesetzt, das Öl wird lichtgeschützt aufbewahrt, gefiltert und nicht öfter als zweimal verwendet).

Die Vitamine der Kartoffel bleiben am besten erhalten, wenn Sie sie in ihrer Schale kochen.

Ich rate Ihnen davon ab, bereits geschälte und abgepackte oder vakuumverpackte geriebene oder geschnittene Kartoffeln zu kaufen. Der Vitamingehalt ist gleich null.

Blattgemüse

Dazu gehören alle Salate (Kopf-, Eisberg-, Frisée-Salat, Endivie, Kresse usw.), Kräuter (glatte oder krause Petersilie, Basilikum, Schnittlauch, Estragon usw.), aber auch Artischocken, Lauch, Gurke, Zucchini, Kohl, Pilze ... und Tomaten.

Blattgemüse enthält viel Wasser und Ballaststoffe und ist reich an Vitamin C. Je intensiver die Färbung, desto höher der Vitamingehalt. Das hellere Herz eines Salats zum Beispiel enthält weniger Vitamin C als die sehr grünen äußeren Blätter. Ein reifes Gemüse ist vitaminreicher als ein zu früh geerntetes. Ein frisch geerntetes Gemüse ist vitaminreicher als eines, das einige Tage aufbewahrt wurde.

Achtung, Tomaten gehören zu den säurebildenden Nahrungsmitteln. Als Rohkost werden sie – vor allem, wenn man vorher die Haut abzieht – während der Mahlzeit besser vertragen. So sind sie leichter verdaulich und wirken Verstopfung entgegen.

Artischocken können Verdauungsbeschwerden hervorrufen, weil sie die Bildung und Absonderung von Gallensaft anregen. Sie darf nicht roh genossen werden, und die meisten Menschen sollten ihren Verzehr auf eine halbe Artischocke beschränken.

Wurzelgemüse

Karotten, Rettich, rote Beete, Schwarzwurzel, Spargel, weiße Rüben, Sellerie.

Wurzelgemüse enthält ebenfalls Ballaststoffe, aber etwas weniger Wasser als Blattgemüse. Nur junges Wurzelgemüse ist leichtverdaulich.

Karotten und besonders farbintensive Arten weisen einen höheren Vitamin-C-Gehalt auf. Sie enthalten aber auch Zucker und bewirken eine Reizung der Darmschleimhaut. Daher sollten sie von Menschen gemieden werden, die an einer Darmerkrankung oder Dickdarmentzündung (Kolitis) leiden. Während Ihres Schlankheitsprogramms rate ich Ihnen von deren Verzehr ab, es sei denn, Sie nehmen nur sehr geringe Mengen davon zu sich.

Hülsenfrüchte

Linsen, weiße Bohnen, dicke Bohnen, Kichererbsen, gespaltene Erbsen, grüne Erbsen.

Da Hülsenfrüchte sehr viel Eiweiß enthalten (manchmal mehr als Fleisch), bezeichnet man sie auch als pflanzliche Proteine. Sie sind aber auch reich an Eisen, Phosphor, Magnesium und Kalzium. Dagegen fehlen ihnen gewisse essentielle Aminosäuren.

Trockenhülsenfrüchte setzen einen robusten Organismus voraus und sind ideal für körperlich arbeitende Menschen und Sportler. Wenn Sie sie ein- bis zweimal pro Woche in kleinen Mengen zu sich nehmen, können sie das Fleisch ersetzen. Hülsenfrüchte sind der Gesundheit sehr förderlich. Essen Sie aber auf keinen Fall zuviel davon. Ein übermäßiger Verzehr kann zu Darmgärung, Blähungen, Verstopfung und Gewichtszunahme führen. Essen Sie vor allem frische Hülsenfrüchte, wenn Sie zu Verdauungsproblemen neigen.

Ein kleiner Tip: Garnieren Sie Ihre Hülsengerichte mit fein gehackten Kräutern, die den Vitaminverlust der gegarten Gemüse ausgleichen.

Die Vielfalt an Gemüsearten bietet Ihnen die Möglichkeit, im Restaurant eine geeignete Beilage zu Ihrem Menü zu finden und zu Hause delikate Speisen zuzubereiten, die Ihren Freunden und der ganzen Familie schmecken.

Gekochtes oder rohes Gemüse

Rohes Gemüse enthält mehr Vitamine als gekochtes, ist aber schwerer verdaulich und muß besser gekaut werden.

Rohkost sollte nach dem Schälen, Schneiden oder Hobeln unbedingt sofort serviert und innerhalb kurzer Zeit gegessen werden.

Gegartes Gemüse sollte ebenfalls sofort serviert werden.

Wenn rohes Gemüse länger steht, gehen die Vitamine und Spurenelemente verloren. Es oxidiert, bildet Säuren und löst jene gesundheitlichen Beschwerden aus, die ich bereits ausführlich beschrieben habe. Sie können selbst das einfache Experiment mit einer Kartoffel machen, die, wenn sie geschält ist, an der Luft innerhalb einer halben Stunde schwarz wird. Bei anderen Gemüsearten ist dieser Vorgang manchmal weniger offensichtlich, aber trotzdem identisch (dasselbe gilt für Obst).

Deshalb möchte ich Sie vor fertigen Rohkost- oder Gemüseprodukten warnen, die in den Lebensmittelgeschäften erhältlich sind. Trotz sorgfältiger Hygiene- und Konservierungsmaßnahmen in den Kühlregalen oxidiert das Gemüse an der Luft und bildet Säuren. Im besten Fall werden die Produkte am gleichen Tag angeboten. Bis sie gekauft werden, vergehen einige Stunden. Rechnen Sie die Zeit hinzu, die Sie für den Transport benötigen ... Die Bildung toxischer Stoffe ist vorprogrammiert!

Denken Sie daran, wenn Sie zu Hause frisch zubereitetes Gemüse essen und die Reste in speziellen Behältern oder in Frischhaltefolie aufbewahren: die Oxidation hat bereits stattgefunden, und das Gemüse ist bis zur nächsten Mahlzeit nicht mehr bekömmlich.

Vorsicht bei Rohkost und gemischten Salaten! Rohes Gemüse enthält viel Wasser. **Essen Sie Rohkost niemals auf nüchternen Magen, denn es übersäuert den**

leeren Magen und setzt einen Gärungsprozeß in Gang. Denken Sie stets daran.

Hüten Sie sich auch vor einem Salat Niçoise als Vorspeise. Er enthält ein hartgekochtes Ei und in Öl eingelegte Sardellen, beides schwerverdauliche Nahrungsmittel. Wählen Sie lieber einen einfachen oder gemischten grünen Salat, Feld- oder Endiviensalat oder eine Tomate, von der Sie die Haut abgezogen haben (dafür müssen Sie sie lediglich einige Sekunden in kochend heißes Wasser tauchen).

Wenn Ihnen zum Kochen die Zeit fehlt, nehmen Sie am besten Gemüse – und andere Nahrungsmittel – aus dem Tiefkühlfach oder gefriergetrocknete Produkte. Sie enthalten ihre Nährstoffe und Vitamine noch, wenn Sie sie sofort essen. Bewahren Sie keine Reste auf, vor allem nicht in Dosen. Es können sich Giftstoffe bilden.

Fisch

Fisch enthält ebensoviel Eiweiß wie Fleisch, aber mehr Vitamine (B, A und D) und Mineralstoffe (Eisen, Phosphor, Jod und Kalzium). Außerdem ist der fetteste Fisch niemals fetter als das magerste Fleisch (Fischfett besteht aus ungesättigten Fettsäuren, die leichter verdaulich sind und den Cholesterinspiegel senken).

Fangfrische Seefische (keine Zuchtfische) gehören zu wenigen natürlichen Nahrungsmitteln, die von der Nahrungsmittelindustrie noch nicht verändert wurden.

Wichtig beim Fisch ist, daß er *frisch* ist.

– Man erkennt einen frischen Fisch an seinem angenehmen Geruch, der dem der Meeresalgen gleicht.

– Das Fleisch muß fest sein. Der Fisch muß schillern, feucht und schön in der Farbe sein. Seine Augen müssen klar sein.

– In der Vitrine müssen Fische und Meeresfrüchte auf Eis zwischen Algen oder Blättern liegen und – bei warmen Außentemperaturen – regelmäßig mit Wasser bespritzt werden.

– Kaufen Sie nur lebende Schalen- oder Krustentiere oder, wenn Sie Ihren Fischhändler gut kennen, frisch gekochte Krustentiere (Krebse, Langusten, Hummer, Garnelen).

– Wenn Sie Fischfilets oder in Scheiben geschnittenen Fisch kaufen, sollten Sie Farbe und Festigkeit des Fleisches überprüfen.

Es steht Ihnen eine große Auswahl an Meeresfrüchten, Krusten- und Schalentieren usw. zur Verfügung:

– magere Seefische: Seehecht, Kabeljau, Seezunge, Heilbutt, Dorsch, Rochen, Barsch usw.

– etwas fettere: Makrele, Barbe, Lachs usw.

– Süßwasserfische: Karpfen, Forelle, Hecht usw.

Geflügel

Wenn Sie gern Hähnchen, Truthahn, junge Pute, Perlhuhn oder Ente essen, wählen Sie am besten Geflügel vom Bauernhof mit einem Etikett, das Ihnen Qualität, Herkunft und Aufzuchtbedingungen garantiert.

Diese Informationen ermöglichen es Ihnen, ein mindestens zwölf Wochen altes Tier zu wählen (jüngeres Geflügel enthält mehr Wasser und weniger Saft bei gleichem Gewicht).

Bei sehr großen Tieren können Sie das Fleisch herauslösen lassen oder auch nur einen Schenkel oder eine Brust kaufen.

(Meine Frau Florence bittet unseren Metzger häufig, das Geflügel zu zerlegen und Knochen und Haut zu entfernen.)

Denken Sie daran, daß das Eiweiß von Geflügel viel leichter verdaulich ist als das von rotem Fleisch – vorausgesetzt, man ißt die Haut nicht mit.

Fleisch

Fleisch enthält viel Eiweiß, essentielle Fettsäuren, Vitamine (B-Gruppe) und Eisen, aber auch Fett. Wer nicht an Eisenmangel leidet, sollte nicht öfter als zweimal in der Woche Fleisch essen. Das in rotem Fleisch enthaltene Eisen wird vom Organismus besser verwertet als die unter Umständen von Ihrem Arzt verschriebenen Eisenpräparate (diese führen häufig zu Verstopfung). Wenn Sie rotes Fleisch nicht mögen, können Sie es durch Hülsenfrüchte wie Linsen ersetzen (siehe *Trockengemüse*, Seite 226).

Fragen Sie stets nach einem mageren Fleisch von erster Güte. Ihr Metzger wird Ihnen je nach Art der Zubereitung (Grillen oder Braten) ein entsprechendes Stück empfehlen und wenn nötig das Fett entfernen.

Weißes Fleisch (Kalb, Kaninchen oder Geflügel) ist leichter verdaulich.

– Kaufen Sie kein vorbehandeltes, d. h. bereits geschnittenes, gehacktes, gewürztes oder abgepacktes Fleisch.

– Hackfleisch sollten Sie stets von Ihrem Metzger vor Ihren Augen aus einem fettfreien Stück Fleisch zubereiten lassen und innerhalb der nächsten Stunden verbrauchen.

– Meiden Sie sehr fettes, schwerverdauliches Fleisch, wie Schweinefleisch und bestimmte Stücke vom Rind oder Lamm.

– Verwenden Sie zum Garen kein Fett (Öl, Butter usw.) Das Fleisch enthält neben Eiweiß versteckte Fette.

Wenn Ihnen rotes Fleisch nicht schmeckt, können Sie es durch weißes Fleisch, Geflügel, Fisch, Schalen- oder Krustentiere ersetzen. Sie weisen den gleichen Nährwert und Eiweißgehalt auf, enthalten aber häufig viel weniger Fett.

Fette

Tierische und pflanzliche Fette gehören zur Gruppe der Lipide. Sie werden roh oder gekocht für die Zubereitung von Speisen oder zur Geschmacksverfeinerung verwendet.

Butter

Butter enthält Lipide (82-84 %) und Wasser (12-16 %). Sie ist eine hervorragende Vitaminquelle (A, D und E), enthält allerdings auch viel Cholesterin und gesättigte Fettsäuren. Wer abnehmen will, sollte täglich nicht mehr als 30 Gramm Butter essen.

Kalte Butter ist verträglicher als erhitzte, da sie ab einer Temperatur von 80°C denaturiert wird (sie wird braun und toxisch). Meiden Sie im Restaurant Gerichte, die mit Butter zubereitet sind!

Margarine

Margarine kann tierischer oder pflanzlicher Herkunft sein. Sie ist schwerer verdaulich als Butter und ebenso kalorienreich.

Wie Butter wird Margarine beim Kochen denaturiert. Ich rate von ihrem Verzehr ab.

Öle

Öle sind praktisch reine Fettkörper und sollten nur in kleinen Mengen konsumiert werden. Der Vitamingehalt eines Öls hängt von seiner Herkunft, seinem Reifegrad und den Extraktions- und Aufbereitungsverfahren ab.

Beim Kauf eines Öls sollten Sie stets auf das Etikett achten und ein kaltgepreßtes Öl aus erster Pressung wählen. Meiden Sie raffinierte Öle, die chemischen Verfahren unterzogen wurden.

Öle sind leicht verderblich. Deshalb sollten Sie sie fest verschlossen sowie vor Licht und Wärme geschützt aufbewahren, damit sie nicht oxidieren.

Ich empfehle Oliven-, Mais-, Sonnenblumen- und Traubenkernöl.

Salz

Um abzunehmen, müssen Sie Ihren Salzkonsum nicht besonders einschränken (außer bei Bluthochdruck). Trotzdem sollten Sie nicht zuviel Salz verwenden.

Gehen Sie also beim Kochen sparsam mit Salz um, und salzen Sie bei Tisch nicht nach. Meiden Sie Wurstwaren sowie Fleisch und Fisch, die gepökelt oder geräuchert sind.

Gewürze und Würzmittel

Verwenden Sie Senfkörner, weißen, grünen oder schwarzen Pfeffer, Piment, Paprika, Ingwer, Curry, Zimt, Kümmel, Muskatnuß, Safran, Gewürznelken und Vanille sparsam.

Gewürze unterstreichen den Geschmack einer Speise oder reichern ihn an. Die meisten stammen aus exotischen Ländern und sind insbesondere aus der indischen, chinesischen, karibischen und nordafrikanischen Küche nicht wegzudenken.

Gewürze haben eine verdauungsfördernde und manchmal, so sagt man, aphrodisierende Wirkung.

Manche Gewürze oder Würzmittel reizen allerdings die Darmschleimhaut und sollten deshalb mit Bedacht verwendet werden.

Meiden Sie fertige Zubereitungen im Glas oder in der Tube, wie Mayonnaise, Tomatenkonzentrat und Senf, die häufig schwerverdaulich sind, weil sie sehr fett und mit Zucker oder Essig angereichert sind. Sie verfälschen den Geschmack eines Gerichts.

Honig

Honig ist ein natürliches Süßmittel, dessen Zusammensetzung (Spurenelemente, Vitamine, Mineralstoffe usw.) und Qualität je nach landschaftlicher Herkunft (Ebene oder Gebirge) und Vegetation (Blumen oder Grünpflanzen) unterschiedlich sind.

Honig enthält viel Glukose (Traubenzucker). Für seine Verdauung ist also viel Insulin erforderlich. Er ist ein vollwertiges Nahrungsmittel, dessen Verdauung bei einem geschwächten vegetativen Nervensystem Probleme verursacht. In Kombination mit anderen Lebensmitteln (Brot, Butter, Milchprodukte, Getreide, Obst oder Saft usw.) blockiert er die Verdauungsprozesse im Mund und Magen und bewirkt eine Übersäuerung des Magens und eine Zunahme der Gärung. Dies führt zu Sodbrennen, Dickdarmentzündung und manchmal sogar zu allergischen Reaktionen.

Deshalb rate ich bei einem instabilen Verdauungssystem davon ab.

Honig ist ideal für Sportler, Kinder und körperlich arbeitende Menschen, wenn er – wie ein Spurenelement unter die Zunge gebracht – auf nüchternen Magen und nicht in Kombination mit anderen Lebensmitteln verzehrt wird. So kenne ich es aus meiner Kindheit auf dem Land.

Marmelade

Marmelade (auch selbstgemachte) zählt zu den schnell verwertbaren, säurebildenden und schwerverdaulichen Zuckerarten, die den gesamten Nahrungsbrei durcheinanderbringen. Im Magen bewirkt Marmelade eine übermäßige Absonderung von Verdauungssaft und kann unmittelbar zu einer Darmschleimhautentzündung, einer gesteigerten Darmgärung, einer Verlangsamung der Verdauung, plötzlichem Energieabfall (Hypoglykämie) sowie zu einer Gewichtszunahme führen.

*
*   *

Viele meiner Patienten mit Unterleibsbeschwerden wurden sehr schnell wieder gesund und nahmen gleichzeitig ab, wenn sie morgens Marmelade und Honig durch gesalzene Eiweißprodukte ersetzten.

Schlusswort

Wenn Sie meine Ratschläge befolgt haben, meine Entspannungsatmung praktizieren, neue Eßgewohnheiten angenommen haben, basenbildenden Nahrungsmitteln den Vorzug geben und nach den Rezepten von Florence kochen, wenn Sie Ihr Herz-Kreislauf-System und Ihre Bauchmuskulatur gestärkt haben, dann sind Sie schlanker geworden.

Wenn Sie schon seit langem und sehr stark übergewichtig waren, müssen Sie sich noch etwas gedulden. Die ersten Ergebnisse sollten Sie ermutigen. Sie fühlen sich bereits besser. Fahren Sie mit den Atemübungen, dem körperlichen Training und der Selbstmassage fort. Bleiben Sie entspannt, und essen Sie langsam. Verlieren Sie vor allem nicht den Mut. Sie sind auf dem richtigen Weg, Ihre Waage wird Ihnen das bestätigen.

Wenn Sie Ihr Hauptziel, das heißt Ihr Idealgewicht erreicht haben und Ihnen Ihr Spiegelbild nun akzeptabler und attraktiver erscheint, wenn Ihre Freunde Ihnen Komplimente zu Ihrem verjüngten Aussehen machen, kurz, wenn Sie sich wohl fühlen und mit sich und Ihrer Umwelt im Einklang sind, dann folgt nun die Phase der Stabilisierung.

Fallen Sie auf keinen Fall wieder in Ihre schlechten Gewohnheiten zurück. Mir liegt viel daran, daß Sie Ihr Idealgewicht und Ihre neue gute Form bewahren. Achten Sie weiterhin auf Entspannung (wobei Sie jedoch die Abstände zwischen Ihren Atemübungen vergrößern können) sowie die Gesundheit Ihres Herzens und Ihres Verdauungssystems.

Im Gegensatz zu den mehr oder weniger berühmten Schlankheitskuren, deren Wirkung vorüber ist, sobald man sie absetzt, garantiere ich Ihnen, daß Sie mit meiner Methode Ihre Form bewahren werden. Sie wird zu einer neuen Lebensphilosophie.

*
* *

Ich freue mich über diese ersten Ergebnisse. Die Tatsache, daß Sie mehrere Pfunde abgenommen haben und diese mit fast absoluter Sicherheit nicht wieder zunehmen werden (oder wenn nötig noch ein paar Pfunde mehr abnehmen werden), ist für mich der beste Beweis, daß meine Theorie stimmt: Mit Entspannung, einer geregelten, basenbildenden Ernährungsweise und körperlicher Bewegung läßt sich jedes Übergewicht im Rahmen eines Gesamtprogramms erfolgreich bekämpfen.

Manchmal genügt auch nur die Entspannung. Gérard Depardieu erklärte vor kurzem, daß er gut zwanzig Kilo abgenommen hatte, nachdem er sich von einer ständig quälenden Angst befreit hatte. Andere machten dieselbe Erfahrung.

Meiner Meinung nach besiegt man die meisten körperlichen Übel im Kopf. Der Kampf gegen überschüssige Pfunde und »Zellulitis«, gegen Müdigkeit, schlechte Laune, Angst, Niedergeschlagenheit, sexuelle Probleme usw. beginnt in uns selbst. Das mögen Sie belächeln. Zu diesem Schluß bin ich jedoch gekommen, seitdem ich unzählige funktionelle Störungen behandle und heile. Ich gehe weiter und sehe über das gesundheitliche Problem, den Schmerz, den ich heilen soll, hinaus.

Mit Ihrem Gewichtsverlust haben Sie sich gleichzeitig von einem negativen Bild befreit, das Sie daran hinderte, sich wohl zu fühlen und mit sich selbst und Ihren Mitmenschen im Einklang zu sein. Dieses negative Bild stand Ihrer Kontaktfreudigkeit, Ihrer Unternehmungslust, einem unverkrampften und erfüllten Sexualleben, kurz Ihrer Lebensfreude im Weg.

Sie werden es bald erfahren. Alles wird Ihnen leichter fallen – der Umgang mit sich selbst und mit Ihren Mitmenschen. Ich wette sogar, daß dieses verschwundene Übergewicht Ihr Leben verändern wird. Eine neue Energie, neue Kräfte und neue Wünsche, die bislang in Ihnen schlummerten, werden ans Tageslicht treten.

Sie werden wieder Sie selbst sein und dabei das Wesentliche im Leben erkennen, das für mich mehr Freundschaft, Zärtlichkeit, Offenheit, Liebe und Hingabe ist. Je mehr Sie geben, desto mehr werden Sie empfangen, desto reicher werden Sie im Geist sein.

Abnehmen kann ja so viel bewirken ...

INHALTSVERZEICHNIS

Dritter Schlüssel

Vierter Schlüssel

Fünfter Schlüssel

Sechster Schlüssel

Siebter Schlüssel

Schlußwort

Seite 271

Achevé d'imprimer en janvier 1999
dans les ateliers de Normandie Roto Impression s.a.
61250 Lonrai
N° d'impression : 990078
Dépôt légal : janvier 1999

Imprimé en France